52 MANERAS

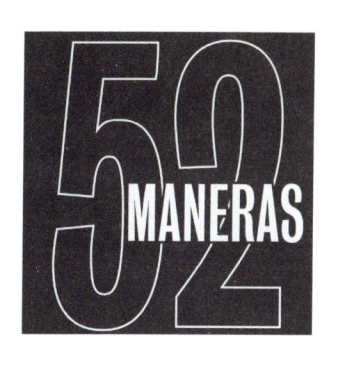

de prevenir la enfermedad cardíaca

52 MANERAS

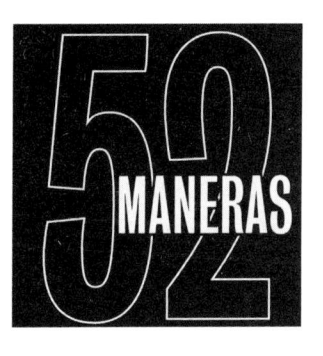

de prevenir la enfermedad cardíaca

Doctor Terry T. Shintani y J.M.T. Miller

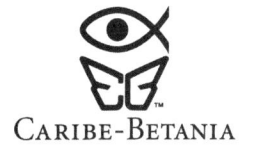

CARIBE-BETANIA
Una División de Thomas Nelson Publishers
The Spanish Division of Thomas Nelson Publishers
Since 1798 — desde 1798
www.caribebetania.com

NOTA DEL EDITOR: Este libro tiene como único Propósito brindar información general sobre el cuidado de la salud, no suplantar el consejo médico, diagnóstico o tratamiento brindado por su médico particular. Se insta a los lectores que consulten a sus médicos de cabecera en lo relativo a enfermedad, lesiones y nutrición o antes de efectuar cambios en la dieta o de iniciar cualquier programa de ejercicio personal.

Caribe-Betania Editores
es un sello de Editorial Caribe, Inc.

© 2004 Editorial Caribe, Inc.
Una subsidiaria de Thomas Nelson, Inc.
Nashville, TN, E.U.A.
www.caribebetania.com

Título del original en inglés:
52 Ways to Prevent Heart Disease
© 1993 por Terry T. Shintani y Janice M. T. Miller
Publicado por Oliver-Nelson Books

Traducción: Erma Ducasa

ISBN: 0-88113-353-1

Reservados todos los derechos.
Prohibida la reproducción total o parcial
de esta obra sin la debida autorización
de los editores.

Impreso en E.U.A.
Printed in the U.S.A.

4a Impresión

CONTENIDO

1. Comprenda el problema   7

LA RELACIÓN CON LA INFORMACIÓN

2. Entienda a su corazón   13
3. Conozca la enfermedad cardíaca   16
4. Sepa que nunca es demasiado tarde   19
5. Conozca sus factores de riesgo   22
6. Modifique su dieta... ¡ahora!   26
7. Proteja a sus hijos de la enfermedad cardíaca   28
8. Aprenda a proteger a sus hijos   30
9. Mantenga un peso ideal   32
10. Entérese de la verdad con respecto a la aspirina   35
11. Visite con regularidad a su médico   37
12. Entienda su presión sanguínea   39
13. Aprenda a controlar su presión sanguínea   42
14. Infórmese de la relación con la diabetes   44
15. Infórmese del eslabón hormonal   46
16. Aprenda a reconocer sus señales de advertencia   49

LA RELACIÓN CON EL TABACO

17. No fume   55
18. No obligue a sus hijos a fumar   58
19. Comprenda su adicción   60
20. Reemplace su hábito malo con uno bueno   62
21. Únase a la batalla   64

LA RELACIÓN CON EL COLESTEROL

22. Hágase un control de colesterol   69
23. Conozca su colesterol   72
24. Aprenda a controlar su colesterol   75
25. Aprenda a encontrar el colesterol en su dieta   77

LA RELACIÓN CON LA NUTRICIÓN

26. Conozca su nutrición 81
27. Aprenda cinco reglas para su corazón 83
28. Reduzca la grasa 85
29. Conozca sus grasas 88
30. Aprenda la fórmula reveladora de grasa 91
31. Reduzca el consumo de carnes rojas 94
32. Reduzca el consumo de aves 97
33. Infórmese sobre pescados y aceites de pescado 100
34. Reduzca el consumo de productos lácteos 104
35. Reduzca el consumo de huevos 107
36. Encuentre una fuente saludable de proteína 108
37. Infórmese sobre la niacina 110
38. Coma bastante fibra 112
39. Coma granos integrales 115
40. Sea un comprador inteligente 117
41. No crea las fábulas en las etiquetas de los alimentos 120
42. Sea un cocinero inteligente 122
43. Cuando coma fuera de casa, hágalo con sabiduría 125

LA RELACIÓN CON EL EJERCICIO

44. Entienda el ejercicio 131
45. Salga a caminar 134
46. Vaya a nadar 136
47. Pruebe la danza 138
48. Adopte un deporte grupal 141

LA RELACIÓN SOCIAL

49. Aprenda a ser de tipo B 145
50. ¿Es la risa su mejor remedio? 148
51. Conozca la relación con el trabajo 150
52. Recomiéndele este libro a un amigo 153

1

COMPRENDA EL PROBLEMA

Nueve aviones jumbo a reacción Demos a la enfermedad cardíaca una perspectiva adecuada comparándola con otra causa de muerte. En la actualidad, las tragedias de aviones ocurren en algún lugar del mundo aproximadamente cada dos semanas. Usted ve los titulares.

Y cada vez que ocurre una de estas tragedias, la nación entera se activa al instante: ¿Cómo podemos prevenir estas muertes innecesarias? Es una preocupación legítima. Pero, ¿qué si *absolutamente cada día del año* chocase un 747... y ese choque pudiese evitarse? ¿Puede imaginarse el clamor público?

Y sin embargo, cada día del año las enfermedades cardíacas y vasculares matan al equivalente de la carga de pasajeros no de un jumbo sino de *nueve* aviones jumbo a reacción; y no sólo este año, sino el próximo y el que sigue y el que viene después. Así continuará hasta que al fin recuperemos nuestros sentidos e implementemos las mu-

INTRODUCCIÓN

chas cosas que podemos hacer para prevenir esta tragedia que se conoce como enfermedad cardíaca.

El asesino número uno de Estados Unidos

De acuerdo con un informe sobre nutrición y salud del Ministro de Salud de Estados Unidos, la posibilidad de que usted muera debido a enfermedad cardiovascular supera ampliamente el cuarenta y tres por ciento.[1] La enfermedad cardiovascular mata casi tantos estadounidenses como las demás enfermedades *combinadas*. Es más, hoy en día un solo aspecto de la enfermedad cardiovascular, la coronaria, es responsable de la cuarta parte de las muertes que ocurren en Estados Unidos.

Los costos personales y financieros   En 1989, se estima que murieron 944,688 estadounidenses debido a la enfermedad cardiovascular (ECV). Eso representa una muerte cada treinta y dos segundos. Y la muerte sólo es parte de la tragedia. Alrededor de un millón y medio de personas sufren y/o mueren de ataques cardíacos al año. Casi quinientos mil más sufren apoplejías relacionadas con la ECV. Además, están las incontables horas de desdicha pasadas en cirugía, en dolorosa recuperación, en discapacidad, en tristeza familiar y en preocupación por el pago de las cuentas. El costo financiero que representó la ECV para nuestra economía y nuestro sistema de salud en 1992 alcanzó la cifra desconcertante de casi ciento nueve mil millones de dólares.

Para tener una idea del alcance del problema, mire a su alrededor. Estadísticamente, una de cada cuatro personas

---

[1] Departamento de Salud y Servicios Humanos de Estados Unidos, Servicio de Salud Pública, *The Surgeon General's Report on Nutrition and Health* [Informe del Ministro de Salud sobre nutrición y salud], U.S. Government Printing Office, Washington, D.C., 1988, p. 4.

INTRODUCCIÓN

de las que ve ya tiene ECV y casi la mitad de las personas que conoce o conocerá morirá de esta enfermedad.

La buena noticia Desde un ángulo más positivo, ahora sabemos que la mayoría de los casos de ECV son prevenibles y/o tratables; eso incluye la forma más común de ECV, enfermedad de las coronarias/aterosclerosis, la enfermedad a la que nos dedicaremos en este libro.

Al fin se vislumbra el camino hacia una solución final y más completa. Sin duda, ya hemos progresado más en la lucha contra la enfermedad coronaria que contra cualquiera de las otras enfermedades degenerativas principales.

En las décadas de los años cincuenta y sesenta, la mortalidad debido a enfermedad coronaria alcanzó un pico. Fue alrededor de esa época que los investigadores comenzaron a comprender algunos de los aspectos más salientes de la enfermedad. En la década pasada, los cambios implementados mediante descubrimientos resultantes se van reflejando en las estadísticas. Las proporciones de enfermedad coronaria han mermado más de veinticinco por ciento y siguen bajando a medida que cada vez más gente aprende la verdad sobre las causas y medidas preventivas. Sin embargo, a pesar de la disminución, la enfermedad cardíaca es sin duda el asesino de estadounidenses número uno.

¡Detenga la epidemia! *Podemos* detener esta epidemia. Y podemos comenzar ahora, hoy. Los investigadores nos enseñan que lo único que debemos hacer es cambiar de estilo de vida y nutrición, y al cabo de pocos años se podría reducir el número de personas que mueren debido a enfermedades cardíacas y otras enfermedades cardiovasculares de casi un millón al año a una fracción de esa cantidad. En las últimas dos décadas, ya ha habido

INTRODUCCIÓN

una disminución, así que sabemos que podemos marcar una diferencia. Es posible. Pero requerirá algún esfuerzo.

¿Qué puede hacer usted? Reducir las posibilidades de que usted o alguno de sus seres queridos sea víctima de esta plaga de la época moderna mediante una modificación de su dieta y estilo de vida. Esa tarea puede parecerle abrumadora, pero no se desespere. Siga leyendo y aprenderá lo que debe hacer para impedir el paso de esta plaga por su puerta y la de su familia.

Acerca de este libro Este libro está creado para que logre asimilar e incorporar una nueva medida preventiva cada semana del año. Si sigue los consejos que ofrecemos aquí, llevará a cabo la parte que le corresponde para encontrar la solución total a esta enfermedad que es la más devastadora de todas. Su parte de la solución puede comenzar ahora mismo con su corazón y su sistema circulatorio. En este mismo minuto, las fuerzas bioquímicas que obran en su cuerpo están determinando si usted será uno de los desafortunados o uno de los «afortunados». Créase o no, usted tiene control absoluto sobre la mayoría de esas fuerzas, sin importar la edad que tenga, sin importar cuán bueno o malo sea su estado de salud.

Podemos detener casi toda enfermedad coronaria. La pregunta es: ¿lo haremos?

¿Lo hará *usted*?

LA RELACIÓN CON LA INFORMACIÓN

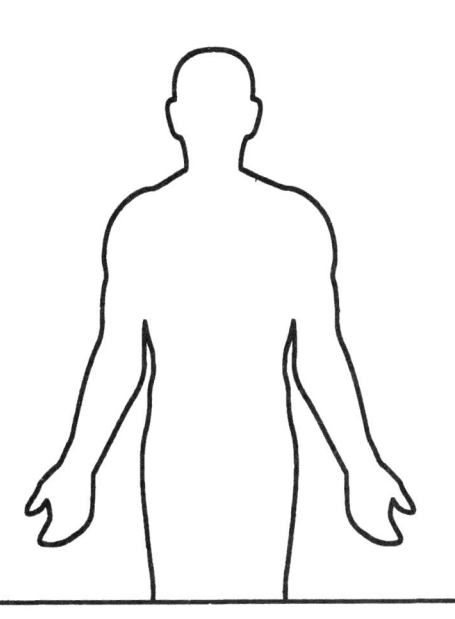

2

ENTIENDA A SU CORAZÓN

Familiarícese   Usted lleva dentro una de las maravillas más grandes del mundo. Es una máquina que bombea sin cesar, movilizando diariamente diecisiete mil litros de sangre que aproximadamente cubren una distancia de trescientos cuarenta y cinco mil kilómetros trescientos sesenta y cinco días al año. Tiene un sistema eléctrico que sin falla dispara un impulso unas treinta y ocho millones de veces al año con el fin de estimular el latido cardíaco, y hace esto año tras año, llueve o truene o relampaguee, sin descansar. No se recalienta ni genera ruido ni contaminación ambiental. Su ingeniero debe ser extraordinario para haber creado semejante maravilla. ¿Qué es esta creación asombrosa?

Exactamente en el interior del lado izquierdo de su pecho se encuentra un órgano muscular hueco que tiene más o menos el tamaño de su puño: su corazón. Si presiona esa área con su mano extendida, sentirá una pulsación rítmica o un golpeteo. Ese es su latido cardíaco. Su corazón late porque ciertos impulsos nerviosos estimulan ciertas

13

fibras musculares, logrando que las mismas se contraigan, luego se expandan, se contraigan, luego se expandan, para bombear su sangre a cada célula, tejido y órgano de todo su cuerpo, proveyendo oxígeno, nutrientes y vida.

Su corazón debe ser fuerte para realizar este trabajo. Bombeará veinticuatro horas diarias, siete días a la semana, durante toda su existencia física. Impulsará sangre a través de kilómetros y kilómetros de conductos conocidos como arterias, vasos y capilares, a la vez que transportará también productos de desecho y dióxido de carbono de regreso a los pulmones u otras áreas donde se puedan expulsar.

Su sistema cardiovascular   La palabra *cardiovascular* se compone de dos palabras griegas: *cardio* (*kardia*, que significa «corazón») y *vascular* (derivado del latín *vasculum*, que significa «vaso»). Denota el sistema completo del corazón humano y todos los vasos sanguíneos, arterias y capilares que suple él.[1] El corazón está tan íntimamente relacionado con el funcionamiento de la sangre que la mayoría de la gente lo considera todo como un solo sistema. Este sistema se conoce también como el *sistema circulatorio*, y ambos términos se usan indistintamente.

Ahora sabe a lo que nos referimos cuando hablamos acerca de enfermedad cardiovascular. Básicamente se trata de cualquier enfermedad relacionada con el sistema cardíaco/sanguíneo. En la próxima sección, aprenderá los diversos tipos de enfermedad cardíaca. Existen muchos, y sus causas y tratamientos son variados. Pero el tipo de enfermedad a la que se referirá mayormente este libro es la aterosclerosis, el tipo más común de enfermedad cardíaca. Por cierto que hoy en día es responsable de un cuar-

---

1   Todas las definiciones se extrajeron de *Reader's Digest Great Encyclopedic Dictionary* [Gran diccionario enciclopédico del Reader's Digest], Reader's Digest Association, Pleasantville, NY, 1967.

to de todas las muertes estadounidenses. Y ahora sabemos qué hacer para prevenirla casi por completo. Entonces, ¿por qué mueren tantas personas?

Volvamos a observar el alcance del problema. Casi cuatro mil estadounidenses sufrirán hoy ataques cardíacos. Alrededor de un tercio de ellos serán fatales. Aproximadamente cuatro millones de personas en este país tienen el diagnóstico de enfermedad cardiovascular. Muchas más, la padecen, pero aún no lo saben. ¿Es usted, o llegará a ser, una de estas personas? La respuesta a esa pregunta depende de muchos factores y de lo que decida hacer al respecto. Ya ha dado el primer paso hacia el escape de esta catástrofe mediante el simple hecho de leer este libro. Si incorpora a su estilo de vida el consejo que encuentra aquí, ¡estará muy bien encaminado en lo que respecta a vencer de una vez y por todas las probabilidades!

3
CONOZCA LA ENFERMEDAD CARDÍACA

El asesino número uno De los aproximadamente 759,400 estadounidenses que mueren cada año debido a enfermedad cardíaca, unos 500,000 mueren de aterosclerosis. Eso convierte esta enfermedad cardíaca en la asesina número uno en Estados Unidos. Cuando la mayoría decimos «enfermedad cardíaca», casi siempre nos referimos a la enfermedad cardíaca aterosclerótica. Pero existen otras formas de enfermedad cardíaca.

Otras enfermedades cardíacas La *enfermedad cardíaca congénita* incluye las enfermedades que las personas quizás padezcan desde su nacimiento, tales como problemas valvulares congénitos que ocurren cuando las válvulas no se desarrollan en forma normal. Es una frecuente causa de soplos cardíacos.

La *enfermedad cardíaca infecciosa* incluye las infecciones virales y bacterianas. Por lo general, las infecciones virales afectan el músculo cardíaco, y las bacterianas infectan la válvula provocando problemas como la endocarditis bacteriana.

La *enfermedad cardíaca reumática* es una colección de problemas cardíacos provocada por inflamación, la cual se presenta después de una infección causada por un estreptococo específico del tipo beta (β-hemolítico) de grupo A.

La *enfermedad cardíaca hipertensiva* se produce por la necesidad de un trabajo forzado del corazón originado en la presión elevada del sistema sanguíneo. Por lo general, el corazón se engrosa debido al trabajo exagerado y a la larga genera la falla congestiva del mismo.

Hay *otras formas* de enfermedad cardíaca como la cardiomiopatía, la cardiomiopatía alcohólica y los tumores, entre otras.

Volvamos al asesino número uno Para cumplir con el objetivo de este libro, como dijimos antes, nos referimos casi exclusivamente a la enfermedad cardíaca aterosclerótica. Esta enfermedad resulta de la obstrucción de las arterias que alimentan al corazón y le proporcionan sangre, oxígeno y nutrientes. La causa principal de esta enfermedad es la acumulación de placas de colesterol en el interior de las arterias coronarias.

La acumulación de placas de colesterol ocurre a lo largo de muchos años y la obstrucción es muy gradual. Por eso es que generalmente no hay síntomas hasta que las arterias están bloqueadas casi por completo. Cuando las arterias se vuelven muy estrechas debido a la acumulación, se dificulta la entrada de sangre al corazón y es probable que los que lo padecen experimenten dolor en el pecho.

Cuando un médico determina que el dolor se debe a obstrucción de las arterias, el mal se denomina *angina de pecho*. El dolor puede ser en forma intermitente; la contracción de los vasos sanguíneos puede contribuir a que se sienta dolor de pecho cuando producen por breves períodos el cierre completo o casi completo de las arterias ya obstruidas.

A menudo, los bordes de las placas de colesterol son ásperas y allí se forman pequeños coágulos. Casi siempre estos desaparecen en forma natural mediante el mecanismo normal del cuerpo. Sin embargo, si la arteria está muy tupida, incluso un pequeño coágulo puede llegar a bloquear por completo el flujo de sangre a través de esa arteria. Cuando ocurre un bloqueo tan completo, se produce un infarto. El propósito de este libro es enseñarle cincuenta y dos cosas que pueden evitar que eso suceda.

4

SEPA QUE NUNCA ES DEMASIADO TARDE

¿Se siente demasiado viejo para cambiar?
La sabiduría convencional nos dice que al envejecer, nuestros corazones simplemente se desgastan. No hay por qué intentar oponernos a esta realidad. Y es cierto que el riesgo de la enfermedad cardíaca aumenta con la edad. ¿Pero es necesario que sea así?

La respuesta es sí y no. Sí, es cierto que su cuerpo a la larga se desgasta y eso incluye su corazón. Pero no, no es necesario que se siente a esperar mientras su corazón inevitablemente se da por vencido mucho antes de que lo haga el resto de su cuerpo. La epidemia actual de enfermedad cardíaca se trata más de un factor de estilo de vida y dieta que de inevitabilidad fisiológica. Usted *puede* de manera activa y exitosa procurar un corazón saludable, todos los días de su vida.

Antes se pensaba que la aterosclerosis era irreversible y algo con lo que se debía vivir una vez adquirida. El tratamiento estaba, y a menudo aún está, relegado al uso de medicamentos que abarcan las señales y los síntomas de la aterosclerosis. Mantener la presión baja, relajar el corazón y los vasos sanguíneos, licuar la sangre, y si todo eso no daba resultado, se recurría a la cirugía para eludir el problema. Durante todo ese tiempo, se sabía que en los experimentos con animales la aterosclerosis podía revertirse con una dieta saludable. También se sabía que una disminución en el colesterol provocaba un descenso casi inmediato del riesgo de ataque cardíaco. Estudios posteriores demostraron que medicación y/o dieta por sí solas podían lograr este efecto.

Durante años en mi práctica privada, he tratado dolores de pecho y enfermedad cardíaca con una buena dieta, logrando resultados excelentes. Luego, en 1990 se publicó un estudio que indicaba que una dieta de bajo contenido graso podía no sólo prevenir la enfermedad cardíaca, sino literalmente revertirla. El paciente que demostró la mayor mejoría en el estudio era un hombre de setenta y cuatro años el cual había sufrido un severo bloqueo coronario durante muchos años antes de iniciar el programa. Otras personas de edad similar obtuvieron resultados similares.[1]

Bajaron las grasas, se fue la enfermedad en Noruega

En Noruega, durante la Segunda Guerra Mundial, se redujo al mínimo la ingestión de grasa y colesterol, ya que la gente debió abandonar su típica dieta de alto contenido graso, centrado sobre todo en la carne, debido al racionamiento y la reducción en el suministro de alimentos. Sorprendentemente, en proporción la enfermedad cardíaca bajó casi de inmediato formando una curva estadística casi idéntica a la reducción en la ingestión

---

1 Dr. Dean Ornish, S. Brown y L.W. Scherwitz, «Can Lifestyle Changes Reverse Coronary Heart Disease?» [¿Pueden los cambios del estilo de vida revertir la enfermedad cardíaca coronaria?], Lancet 336, 1990, pp. 129-133.

de grasas. Y no importaba la edad de la persona. Se encontraron reducciones en las proporciones de enfermedad cardíaca en personas cuyas edades oscilaban entre cuarenta y sesenta, sesenta y ochenta, e incluso por encima de los ochenta años.[2] El efecto que produce en la enfermedad cardíaca la modificación de su dieta es a la vez rápido y válido a cualquier edad.

---

[2] A. Strom, «Mortality From Circulatory Diseases in Norway 1940-1945» [Mortalidad por causa de enfermedades circulatorias en Noruega 1940-1945], Lancet 1, 1951, p. 126.

5
CONOZCA SUS FACTORES DE RIESGO

Factores de riesgo que pueden ser evitados
Los principales riesgos de enfermedad cardíaca que pueden evitarse son los siguientes:

- Nivel alto de colesterol en la sangre (suero)
- Mala dieta
- Fumar
- Obesidad
- Falta de ejercicio
- Otras enfermedades tales como la diabetes y la hipertensión

Examinemos detenidamente cada uno de estos.

Nivel alto de colesterol Está tan íntimamente relacionado con la enfermedad cardíaca que por cada incremento del uno por ciento de colesterol en su sangre, hay un incremento del dos por ciento en el riesgo de infarto. También es cierto lo contrario. Si disminuye su nivel de colesterol en un uno por ciento, su riesgo de infarto descenderá un dos por ciento.[1]

Mala dieta   En los países donde las personas comen mucha grasa y colesterol, las tasas de enfermedad son significativamente superiores que en otros países. La evidencia es clara. La ingestión de una dieta de alto contenido de grasa y colesterol aumenta su riesgo de enfermedad cardíaca.

Fumar   Se sabe que fumar produce cáncer, pero muchas personas desconocen que también produce enfermedad cardíaca. La muerte debido a esta enfermedad en fumadores es significativamente mayor que en los no fumadores.

Obesidad   El exceso de peso tiene correlación con el riesgo de infarto. De los tipos principales de obesidad, la de forma de manzana, es decir, el incremento de grasa en la zona abdominal y parte superior del cuerpo, que se da más comúnmente entre los hombres, parece ser un factor de mayor riesgo para la enfermedad cardíaca que la obesidad en forma de pera que puede observarse en la mayoría de las mujeres obesas.

Falta de ejercicio   Las personas sedentarias tienen corazones mal acondicionados; por lo tanto, cuando ocurre un infarto, la probabilidad de que sobrevivan es mucho menor. Pero el ejercicio juega un rol aun más crucial en

---

[1] W.B. Kannel, W.P. Castelli y T. Gordon, «Cholesterol in the Prediction of Atherosclerotic Disease: New Perspectives Based on the Framingham Study» [El colesterol en la predicción de la aterosclerosis: Nuevas perspectivas basadas en el estudio Framingham], *Ann. Internal Med.* 90, 1979, p. 85.

la prevención de la enfermedad cardíaca. Tiende a mejorar el colesterol bueno versus la proporción total de colesterol. Sin embargo, el ejercicio por sí solo no basta. Una buena dieta es un factor también vital en la prevención de la enfermedad cardíaca.

Otras enfermedades Las enfermedades más comunes, aparte del alto nivel de colesterol que contribuyen a la enfermedad aterosclerótica del corazón, son la diabetes y la hipertensión. Más adelante nos referiremos a ellas más extensamente, pero por el momento debe saber que se incluyen como factores de riesgo prevenibles porque ambas se *pueden* prevenir mediante estilo de vida y dieta, del mismo modo que la mayoría de los casos de enfermedad cardíaca. Si usted padece de estas enfermedades, manténgalas bajo control; así ganará la batalla contra la devastación que pueden causar a su cuerpo en forma directa y también hará todo lo posible para prevenir el riesgo de infarto.

Factores de riesgo inevitables Algunos factores de riesgo no pueden evitarse. Sin embargo, debiera conocerlos. Si está en un grupo de alto riesgo, puede aumentar su vigilancia y luego hacer todo lo necesario para modificar su estilo de vida y practicar con mayor diligencia las 52 maneras de prevenir la enfermedad cardíaca. Estos factores de riesgo incluyen los siguientes:

- Historia familiar
- Ser hombre
- Ser mujer posmenopáusica
- Edad

Historia familiar Si algún pariente sanguíneo ha sufrido un infarto o ha tenido historia de alto nivel de colesterol o elevada presión sanguínea, debiera estar aún más alerta que la mayoría de las personas. La enfermedad cardíaca tiende a afectar a la familia y cuanto más cercana es la relación con el pariente, mayor es su riesgo. Usted *debe* hacer algo para disminuir su riesgo.

Ser hombre   Por algún motivo, las hormonas femeninas tienden a proteger a las mujeres de la enfermedad cardíaca. Los hombres tienden a tener una tasa de mortalidad mucho más elevada que las mujeres.

Ser una mujer posmenopáusica   Sin embargo, luego de la menopausia el riesgo de que la mujer padezca de enfermedad cardíaca tiende a nivelarse con el de los hombres. Eso al parecer se debe a la disminución en la producción de hormonas. Es posible que la terapia hormonal sustituta sea uno de los modos de combatir esta deficiencia. Sin embargo, esta terapia trae aparejada consigo riesgos propios. De modo que antes de usar hormonas, asegúrese de consultar a su médico.

Edad   Al envejecer, tiende a aumentar el riesgo de ataque cardíaco. Le agradará saber, sin embargo, que en muchos países no es un problema significativo. Si modifica su dieta y su estilo de vida a manera preventiva, es posible que tenga una mejor oportunidad de evitar la enfermedad cardíaca, sea cual fuere su edad o ubicación geográfica. En el famoso estudio Framingham del corazón, ni una sola persona con un nivel de colesterol por debajo de ciento cincuenta murió de un infarto y los resultados fueron los mismos en todos los grupos de edades, fuesen estos jóvenes o ancianos.

Ahora conoce sus factores de riesgo de enfermedad cardíaca, tanto los evitables como los que no lo son. Es hora de determinar cuáles se ajustan a su caso y qué puede hacer para protegerse. Lea la siguiente sección e inmediatamente póngala en práctica.

6
MODIFIQUE SU DIETA... ¡AHORA!

Deje de comer la SAD A pesar de gran diferencia de opinión en cuanto a detalles específicos, incluso los médicos e investigadores más pesimistas concuerdan en que hay muchas cosas erradas en la *Standard American Diet* [Dieta Promedio Estadounidense] (cuya sigla apropiada es SAD).[1] El factor de riesgo más importante de enfermedad cardíaca, colesterol sérico, se determina principalmente por la comida que se ingiere. Así que, para prevenir la enfermedad cardíaca, es necesario que modifique su dieta y que lo haga... ¡ahora!

El estudio Framingham Nos referiremos mucho al colesterol en este libro debido a la relación directa entre el

---
[1] Nota de la Traductora: En inglés SAD significa triste. Hemos querido mantener el juego de palabras.

el colesterol y la enfermedad cardíaca. En uno de los mayores estudios realizados en referencia a la enfermedad cardíaca coronaria (ECC), el estudio Framingham (llamado así porque se llevó a cabo en Framingham, Massachusetts), se evaluaron veinte mil hombres durante cuarenta años. De esas personas, ninguna de las que tenían niveles de colesterol de ciento cincuenta o menos murió de infarto. Y eso a pesar del nivel de estrés, edad, nivel de ejercicio, que fumase o no, historia familiar u otras enfermedades presentes, incluyendo la hipertensión. El estudio también demostró que había, sin duda, una correlación directa entre la enfermedad cardíaca y el colesterol.[2]

Volvamos a Noruega   Ya hemos mencionado lo sucedido con los noruegos durante la guerra. En ese estudio accidental, al disminuir dramáticamente la ingestión de grasa en sus dietas de 1940 a 1945, disminuyó la tasa de mortalidad por enfermedad cardíaca... casi de inmediato. Lo que no le dijimos fue que *después* de la guerra, cuando la ingestión de grasa en la dieta volvió al nivel de preguerra, la tasa de mortalidad por enfermedad cardíaca volvió a dispararse a los niveles elevados anteriores.[3]

Reduzca su riesgo ahora   Este y otros estudios son sólida evidencia de que al adoptar una dieta baja en grasa y colesterol, se puede marcar una diferencia rápida y a largo plazo en cuanto a si ha de sufrir o morir por causa de un ataque cardíaco o no. De modo que ponga en práctica el consejo ofrecido en «La relación con la nutrición». No cave su tumba con su tenedor y sus dientes. ¡Modifique su dieta y quizás prolongará su vida!

---
2   W.B. Kannel, W.P. Castelli y T. Gordon, *op. cit.*
3   Strom, *op. cit.*, p. 126.

7
PROTEJA A SUS HIJOS DE LA ENFERMEDAD CARDÍACA

Aprenda a reconocer a los culpables Muchos padecemos hoy de enfermedad cardíaca porque nuestros padres sin querer fallaron en protegernos de ella.

No quiere decir que podamos culpar a nuestros padres. Hasta hace poco, la mayoría de las personas desconocía por completo lo que causaba la enfermedad cardíaca. ¿Cómo iban a saberlo nuestros padres cuando durante muchos años las autoridades médicas discutieron si la dieta y el estilo de vida eran los principales culpables?

Los niños y el colesterol Pero ahora sí sabemos que la enfermedad cardíaca comienza desde temprano en la vida. Aunque no haya señales ni síntomas externos del problema, los cirujanos pediátricos han hallado placas ateroscleróticas producidas por el colesterol en niños muy pequeños. Los padres escogen la comida de los niños pequeños. Por lo tanto, si no los cuidan, es muy posible que esté armando el escenario de los futuros infartos de sus hijos.

Las reglas para la prevención de la enfermedad cardíaca son las mismas para niños que para adultos, excepto que es importante asegurarse de que los niños que lleven una dieta de muy bajo contenido graso reciban la cantidad adecuada de calorías y nutrientes. La mayoría de los estadounidenses se crían y pasan la mayor parte de la vida ingiriendo dietas cargadas de colesterol y grasas. Esta forma de alimentación la trasmitimos a nuestros hijos. Así preparamos el escenario para sus futuros ataques cardíacos.

Además de fomentar en ellos una mala dieta, algunos les inculcan el horrible hábito de fumar, el cual nuestros hijos aprenden por imitación. También aprenden a no hacer ejercicio; en lugar de eso miran TV y permanecen inactivos. Muchos trasmitimos a nuestros hijos predisposiciones genéticas a la enfermedad cardíaca. Por mucho que lo lamentemos, nadie puede cambiar la herencia. Pero sea o no fuerte la predisposición genética a la enfermedad que trasmite, usted puede proveer un entorno que ayude a sus hijos a adoptar un estilo de vida que tal vez prevendrá la enfermedad cardíaca, en lugar de provocarla.

8
APRENDA A PROTEGER A SUS HIJOS

¿Qué puede hacer? He aquí algunas cosas que puede hacer para brindar a sus hijos la mejor oportunidad de contrarrestar la predisposición a la enfermedad cardíaca. ¡Es sumamente posible que nuestra generación sea la última que deba combatir la enfermedad cardíaca como epidemia! ¿Verdad que sería maravilloso?

1. No dé a sus hijos alimentos de alto colesterol
Este libro ofrece unas cuantas sugerencias dietéticas. Es muy importante que intente incorporar este consejo a las comidas de su familia, no solamente las suyas. Por lo general, la enfermedad cardíaca demora varios años en desarrollarse y el momento adecuado para comenzar a prevenirla es durante la infancia. El truco para lograr que sus hijos coman bien es ofrecer alternativas saludables y sabrosas a la comida mala y rápida que comen hoy en día.

Asegúrese de disponer de meriendas saludables como frutas, rosetas de maíz sin grasa, galletas de arroz. Los cereales integrales son excelentes como merienda.

2. Deje de fumar Existe un eslabón directo entre fumar y la enfermedad cardíaca. Ese humo que usted exhala y sus hijos inhalan puede causarles todo tipo de problemas de salud. Y si fuma, también le da a sus hijos la impresión de que es bueno que ellos fumen. Es posible que fomente un hábito vitalicio que resulte mortífero no sólo para sus hijos, sino para sus nietos.

3. Disminuya la grasa Al menos deje de alimentar a sus hijos con comidas fritas y eso incluye las comidas rápidas, que son casi siempre fritas. Descubra las alternativas. A los niños les encanta la fruta fresca y las rosetas de maíz recién hechas. Algunos alimentos favoritos como pizza, burritos, tacos, pastas y papas asadas ayudan a que toda la familia se aparte de las comidas centradas en la carne. Estas comidas pueden ser de bajo contenido graso mediante la disminución o la eliminación del queso, el aceite, la mantequilla y la carne. También son mucho más convenientes para el bolsillo, como ocurre con casi todas las comidas muy saludables.

4. Brinde a sus hijos alternativas de estilo de vida
Presente alternativas saludables, tales como comidas bajas en grasa y colesterol, entornos libre de alcohol y humo y oportunidades para el ejercicio. Luego permítales decidir. Con los niños más pequeños, su tarea será más sencilla.

5. Sea un buen ejemplo Los niños aprenden con el ejemplo, y lo mejor que puede hacer para evitar a sus hijos la enfermedad cardíaca es modificar su estilo de vida y su dieta... ¡y decirles por qué!

9

MANTENGA UN PESO IDEAL

Viva más y prospere La mortalidad debido a la enfermedad cardíaca se correlaciona con el peso corporal, lo cual significa que quienes estemos excedidos de peso tenemos mucha más posibilidad de morir jóvenes por causa de un infarto.

Un gran porcentaje de personas excedidas de peso muere debido a un infarto. Sin duda, casi todos los factores de riesgo controlables de la enfermedad cardíaca se incrementan con la obesidad: aumenta el riesgo de diabetes; aumenta el colesterol; aumenta el riesgo de alta presión sanguínea. Por lo tanto, es posible combatir la enfermedad cardíaca alcanzando y luego manteniendo su peso ideal.

El enfoque al gramo de grasa Una de las mejores maneras de bajar de peso es comer una dieta que sea muy baja en grasa. Por lo general, limitar los gramos de grasa que come parece ser una forma saludable y razonable de reducir el peso. Encarándolo así, su ingestión de grasa no superaría el diez o quince por ciento de sus calorías. En el caso de una persona que come dos mil calorías (el requerimiento calórico para una mujer de tamaño mediano moderadamente activa de alrededor de treinta años), esto significa que no debe superar los veintidós gramos de grasa diarios. Si desea reducirlo en un inicio a quince por ciento de grasa, no deberá comer más de treinta y tres gramos de grasa al día.

Al parecer, la reducción del peso corporal tiene directa correlación con la cantidad de grasa que consume en su dieta. Esto parece confirmarse a pesar de la cantidad que coma, de modo que mientras respete los porcentajes, puede olvidarse de contar las calorías.

Incremente el volumen Pero también es necesario que tenga en cuenta el volumen de las comidas que ingiera. Si consume mayormente azúcar o dulces que no contienen grasa, puede aumentar de peso porque estas comidas tienen una alta concentración de calorías.

El volumen es esencial para una dieta humana viable. Si no consume una dieta de volumen adecuado, no se sentirá satisfecho y seguirá comiendo hasta saciarse el deseo de volumen. Así que, la mejor forma de perder peso es comer alimentos de bajo contenido calórico y gran volumen que llenen el estómago, tales como arroz integral, brécol, zanahorias y patatas.

Abandone su yo-yo Muchas personas a menudo aumentan de peso para luego perderlo, volver a aumentarlo y así sucesivamente. Esto se llama dieta yo-yo y representa una forma peligrosa de encarar el control de peso. Un estudio publicado en la edición del 21 de octubre de 1992 de *Journal of the American Medical Association* [Revista de la Asociación Médica Estadounidense] arriba a la siguiente conclusión: «Tanto la pérdida como el aumento del peso corporal están asociados con la mortalidad significativamente incrementada por toda causa y también por enfermedad cardíaca coronaria, pero no por cáncer».[1] En otras palabras, déle un regalo a su corazón: alcance su peso ideal gradual y sensiblemente, y luego quédese allí.

---

[1] I-Min Lee y Ralph S. Pattenbarger, Jr., «Change in Body Weight and Longevity» [Modificación de peso corporal y longevidad], *Journal of the American Medical Association*, 21 de octubre de 1992.

10
ENTÉRESE DE LA VERDAD CON RESPECTO A LA ASPIRINA

¿Una vieja droga con trucos nuevos? La aspirina ha estado presente durante casi un siglo, pero hace apenas poco tiempo los investigadores han comenzado a sospechar que es posible que tenga un efecto sobre la prevención de la enfermedad cardíaca. Un investigador, el Dr. Charles H. Hennekens de la escuela de medicina de Harvard, dirigió un estudio doble que salió en primera plana.

En ese estudio doble, a ciertos médicos se les dio aspirina mientras que a otros se les dio placebo. En 1987, se procesaron los primeros informes concretos, los cuales mostraron que en el grupo de la aspirina se produjo cuarenta y cuatro por ciento menos casos de enfermedad cardíaca que los que tomaron placebo.[1]

---
[1] C.H. Hennekens et al., «Final Report on the Aspirin Component of the Ongoing Physicians' Health Study», *New England Journal of Medicine*, 321, 1989, pp. 129-35.

Quedó tan complacido el equipo de investigación por estos resultados que «el comité de monitoreo decidió poner fin al estudio de la aspirina y comunicar rápidamente sus hallazgos[...] posiblemente evitando de este modo que millones de personas sufriesen un infarto».[2]

Advertencia Aun así, la aspirina dista de ser una droga milagrosa. Por prometedores que sean estos resultados, no le serán de ayuda alguna si se sienta a engullir costillas de cerdo cargadas de grasa y luego se toma unas aspirinas después de la cena como antídoto.

Sin embargo, en circunstancias apropiadas, la aspirina puede resultar útil. En algunos casos, previene infartos y apoplejías. Esto lo logra al licuar la sangre y minimizar así el riesgo de formación de coágulos. Sin embargo, deben considerarse muchos factores cuando una persona toma aspirina con la regularidad necesaria para combatir la enfermedad cardíaca. La aspirina puede incrementar el riesgo de sangramientos, de ahí que su cirujano siempre le dirá que no tome aspirina durante cierto tiempo previo a una cirugía. Antes de tomar aspirina, debe consultar a su médico para discutir y sumar todas las variantes a la decisión de dosis y tipo de aspirina, si es que llega a tomar alguna, que mejor sirva para mantenerlo saludable en todo sentido, incluyendo su corazón.

---

[2] Earl Ubell, «The New Powers of Aspirin» [Los nuevos poderes de la aspirina], *Parade*, 12 de mayo de 1991, pp. 12-13 (incluye entrevista con el Dr. Hennekens).

11
VISITE CON REGULARIDAD A SU MÉDICO

¿Qué pasa con los síntomas? Uno de los aspectos más peligrosos de la enfermedad cardíaca es que en las etapas iniciales no hay síntomas. Por lo general, la enfermedad cardíaca evoluciona durante décadas. Pero si los factores de riesgo se detectan temprano, puede atacar los problemas que desembocan en enfermedad cardíaca antes de que lo ataquen a usted.

Estos peligrosos factores de riesgo no muestran síntomas en sus etapas iniciales:

- colesterol elevado
- alta presión sanguínea
- diabetes mellitus

Como son factores de riesgo silenciosos, es necesario que se haga chequeos médicos con regularidad para que sepa si tiene o no alguno de estos problemas o predisposición a ellos.

LA RELACIÓN CON LA INFORMACIÓN

La AHA dice La *American Heart Association* (AHA) [Asociación Estadounidense de Cardiología] recomienda un examen físico cada cinco años, comenzando a los veinte años de edad, que incluya la detección de estos factores de riesgo. La asociación enfatiza que las personas de mayor edad pueden requerir exámenes más frecuentes. Las personas que tengan historia de enfermedad cardíaca o factores de riesgo adicionales quizás requieran chequeos médicos aún más frecuentes. Algunos médicos recomiendan un examen físico cada dos años después de los cuarenta y uno al año a partir de los cincuenta.

Pregúntele a su doctor sobre pruebas que detecten el colesterol o la diabetes. Nos referiremos más a la diabetes en una sección aparte, pero debe saber que al igual que la enfermedad cardíaca en su etapa inicial, esta puede ser una asesina. Y esto es doblemente cierto, ya que puede contribuir a la enfermedad cardíaca. Asegúrese de tomarse con regularidad la presión sanguínea. Así la dificultad se podrá detectar mucho antes de cualquier problema serio y con la anticipación suficiente para prevenirlo.

Abandone el temor Por sobre todas las cosas, no tema a lo que quizás se entere. Aun cuando descubra que tiene problemas potenciales o en sus etapas iniciales, los chequeos regulares posibilitarán detectarlos con tiempo de sobra para hacer algo al respecto y protegerse de llegar a sufrir un infarto.

12

ENTIENDA SU PRESIÓN SANGUÍNEA

¿Qué es la presión sanguínea? La presión sanguínea es la fuerza que mueve la sangre por el torrente sanguíneo. Se determina en parte por el latido cardíaco, de ahí que se mueve en pulsaciones a través de su sistema circulatorio. Otros elementos que determinan la presión sanguínea son la resistencia en los vasos sanguíneos (según la estrechez que tengan) y, en menor grado, la cantidad de líquido en el torrente sanguíneo.

¿Cuál es la presión sanguínea normal?
Todos sabemos que la presión sanguínea elevada es un factor de riesgo para la enfermedad cardíaca. Mantenerla normal reducirá el riesgo de sufrir un infarto. Sin embargo, la mayoría no sabe lo que es «normal».

Desde el punto de vista de su doctor, la presión sanguínea normal es aproximadamente 120 sobre 80, con una variante de 20 puntos de más o de menos en la sistólica, el número mayor, y 10 puntos en la diastólica, el número menor. Sin embargo, en las personas más jóvenes y delgadas, la presión sanguínea puede ser normal a un valor levemente inferior.

¿Qué se mide?   ¿Qué significa todo esto? En realidad es bastante simple cuando uno lo desmenuza y observa.

Sistólica   La sistólica representa la presión más elevada en el sistema circulatorio cuando el corazón late e impulsa la sangre a través del torrente sanguíneo. Puede sentir la disminución y el flujo de esta presión cuando se toma el pulso en la muñeca o en la arteria carótida en el cuello. Lo normal para esta es aproximadamente 120, y una elevación anormal sería por encima de 140.

Diastólica   La diastólica, que es el número menor, representa la presión más baja en las arterias del sistema circulatorio, es decir, la presión menguante entre latidos o pulsos. Lo normal es aproximadamente 80; por encima de 90 es elevada.

El cuadro total   Lo ideal sería que ambos números estuviesen dentro de los límites normales. Pero es de suma importancia mantener el número menor (diastólica) dentro de los valores ideales. La presión diastólica elevada es un factor de riesgo mayor que la presión sistólica elevada.

¿Qué causa la presión alta?   La presión alta se debe a varios factores.

Estrechamiento o tupición de las arterias   Sin duda la causa más común de alta presión sanguínea es el estrechamiento de las arterias debido a la aterosclerosis o demasiado colesterol. Como ya señalamos, cuando la placa se acumula dentro de las arterias, obliga a la sangre a recorrer a mayor presión, de la misma manera que ocurre cuando uno coloca el pulgar sobre el extremo de una manguera cuando riega el césped.

Un corazón que bombea con demasiada fuerza
Puede darse como resultado de un desequilibrio hormonal o estrés, o varias otras cosas.

Demasiada sal en la dieta   Sólo aproximadamente el cuarenta por ciento de las personas que tienen presión alta son sensibles a la sal, así que este no es un problema para todos. Pero para los que son sensibles, quizás sea riesgoso.

Problemas renales   Ciertos cambios en los mecanismos reguladores de la presión pueden producirse como resultado de una enfermedad renal y también por muchas enfermedades más. Los riñones juegan un papel importante en cuanto a la regulación de la presión.

41

13
APRENDA A CONTROLAR SU PRESIÓN SANGUÍNEA

Cómo regular la presión sanguínea Ya sabe lo que es la presión sanguínea. Pero, ¿qué puede hacer por ella si le causa problemas?

Consulte a su médico Antes que todo, debe consultar a su médico con respecto a este aspecto vital de su salud. Excepto en raras circunstancias, cada persona tiene la capacidad de regularse la presión sanguínea. En realidad, hay varios aspectos clave que fácilmente pueden marcar una diferencia. Las enumeraremos a continuación y luego nos referiremos con más detalles a cada una en otras secciones de este libro:

- Modifique su dieta.
- Pierda algo de peso.
- Ejercítese bien (lo cual quizás significa hacer más ejercicio).
- Si su doctor le receta medicación, tómela fielmente.

Preste atención a su dieta   De paso, si la presión sanguínea excede de 140 sobre 90, se debe ver al médico, el cual puede o no recomendar medicación. Sea cual fuere la recomendación, hay que seguir con la dieta. Aun cuando la presión sanguínea esté controlada por medicación, el riesgo de sufrir un infarto sigue en pie si no se reduce el colesterol a un valor cercano a 150.[1]

La presión sanguínea alta puede denotar una enfermedad cardiovascular latente. Siempre tome con seriedad la presión sanguínea anormal y dé los pasos apropiados para mantener la suya dentro de los límites normales.

---

1 Kannel, Castelli y Gordon, *op. cit.*, p. 85.

14
INFÓRMESE DE LA RELACIÓN CON LA DIABETES

Un serio factor de riesgo   Como ha visto, la diabetes es un serio factor de riesgo para la enfermedad cardíaca. La enfermedad cardíaca es más común entre las personas diabéticas, aparece más temprano y casi siempre es más severa.

¿Qué es la diabetes?   La diabetes es la ineficiencia del cuerpo en el manejo del azúcar en la sangre. En el cuerpo humano, se requiere insulina para facilitar el paso del azúcar del torrente sanguíneo a las células del cuerpo, donde se usa como energía. La diabetes del adulto (Tipo II) es una enfermedad en la que por algún motivo la insulina no actúa tan bien como debiera. A menudo se relaciona con una dieta de elevado contenido graso y la obesidad. En el caso de la diabetes del adulto, la enfermedad casi siempre puede controlarse mediante dieta, ejercicio y medicación. La insulina puede agregarse como medicación en los casos severos. Sin embargo, si las personas que empezaron a padecer de diabetes siendo adultas pasan por alto una dosis de insulina, las consecuencias no suelen ser severas. Por eso, la diabetes del adulto se conoce también como diabetes mellitus no insulinodependiente.

Por otro lado, en el caso de la diabetes que se presenta en la juventud (Tipo I), la insulina es un requisito absoluto. En esta enfermedad, las células del páncreas (donde se produce la insulina) se han destruido por un fenómeno autoinmunológico, es decir, el cuerpo ataca sus propias células). Por este motivo, las personas que padecen de diabetes juvenil no producen insulina y no es que esta sea ineficaz, como ocurre en el caso de la diabetes del adulto. Por lo general, esta enfermedad aparece a muy temprana edad, de allí su nombre de diabetes juvenil. Si estos individuos no reciben insulina según se les receta, pueden desarrollar cetoacidosis diabética y corren el riesgo de morir. Este tipo de diabetes también se conoce como diabetes mellitus insulinodependiente.

Es vital que sepa si padece o no cualquiera de estas dos enfermedades porque debe mantener bajo control el azúcar de la sangre. Como ha visto, esa es una razón por la que necesita hacerse chequeos médicos con regularidad. Y después de ver a su médico, si descubre que padece de cualquier forma de diabetes, siga con atención las instrucciones de su médico. Casi siempre incluirán recomendaciones referentes a dieta, programas de ejercicio y quizás también dosis de medicamentos.

Relación con el corazón Los científicos no están seguros del porqué, pero los niveles altos de azúcar en la sangre al parecer causan anormalidad en la manera en que se controlan las grasas y el colesterol. Tal parece que se produce una aceleración en el depósito de placas en las arterias, lo cual aumenta su riesgo de sufrir un infarto. Así que consulte a su médico para que le haga pruebas de detección de diabetes.

15
INFÓRMESE DEL ESLABÓN HORMONAL

El riesgo inevitable   Como recordará, ser una mujer posmenopáusica es uno de los factores inevitables de riesgo de enfermedad cardíaca. Después de la menopausia, el riesgo de enfermedad cardíaca en la mujer tiende a equipararse con el del hombre. Eso parece deberse a la disminución en la producción de hormonas femeninas. Aún no comprendemos las complejidades del equilibrio hormonal ni cómo se relaciona esto con la enfermedad cardíaca, pero los estudios indican que las hormonas tienden a producir un efecto protector.

La terapia de reemplazo de hormonas es una forma de combatir el riesgo posmenopáusico, pero la mayoría de los médicos pesan cuidadosamente los riesgos en contraposición con los beneficios al considerar esta terapia.

Estrógeno   Al parecer, el estrógeno actúa sobre los niveles de colesterol en el torrente sanguíneo y permite a las mujeres tener un mejor perfil de riesgo que los hombres. Por desgracia, el reemplazo de estrógeno también se correlaciona con cierto incremento del riesgo de cáncer uterino endometrial y de mama. Es más, el tamoxifeno, una droga que se utiliza para combatir el cáncer de mama, es en realidad un bloqueador de estrógeno.

Es probable que este riesgo de cáncer se minimice mediante la combinación del estrógeno con la progesterona, una hormona masculina de reemplazo. Pero esta combinación disminuye la eficacia de la prevención contra la enfermedad cardíaca.

¿Qué hacer? La cuestión del reemplazo hormonal es un tema complejo y las mujeres posmenopáusicas decididamente deben hablar con sus médicos y discutir cada aspecto de los pro y los contra antes de considerar la terapia hormonal de reemplazo como medida preventiva de la enfermedad cardíaca. Del mismo modo que debe hacerse ante el uso de cualquier medicamento, los beneficios potenciales deben evaluarse junto con los riesgos. Se tomarán en cuenta numerosos aspectos de la salud personal y de la historia clínica. Esta decisión debe tomarse de una manera completamente individual en consulta con un médico.

16
APRENDA A RECONOCER SUS SEÑALES DE ADVERTENCIA

Advertencias precoces salvan vidas   Aprenda a reconocer las señales y síntomas precoces de advertencia de enfermedad cardíaca. Si se detecta con tiempo un infarto inminente, se puede hacer mucho con la tecnología moderna para mejorar su posibilidad de sobrevivir incluso a uno severo. Hoy en día, todo lo que hay desde la cirugía de *bypass* a la angioplastía a la terapia anticoagulante a cosas simples como aspirina, puede usarse en una situación de emergencia por el médico para prevenir la muerte repentina causada por un ataque cardíaco.

Pero, ¿cómo saber si sufre un infarto? Debe estar informado acerca de varios síntomas generales.

Reconozca sus síntomas   Un típico infarto se manifiesta mediante dolor de pecho o tensión o pesadez o incomodidad del lado izquierdo. A veces, viene con una irradiación de dolor hacia su espalda, su mandíbula o su hombro o brazo izquierdo. Otras le acompaña falta de aire, sudoración y una sensación de fatiga. Si cualquiera de estos síntomas sobrevienen de repente o se vuelven crónicos, consulte de inmediato a su médico.

Los infartos también pueden manifestarse de un modo atípico. Es posible que tenga una sensación de indigestión persistente acompañada de una o más de las otras señales. O puede sobrevenirle con una sensación de alguien sentado sobre su pecho sin sentir verdadero dolor de pecho. En otras ocasiones, puede aparecer un inexplicable cosquilleo de la mandíbula o del brazo u hombro izquierdo. Y hay veces que las personas sufren un infarto silencioso; no hay síntomas o casi ninguno, o el síntoma es una sensación de cansancio o falta de vigor.

Debido a las muchas formas en que puede manifestarse una enfermedad cardíaca, debiera usted estar consciente de los síntomas principales e inconfundibles y también de los síntomas vagos y al parecer benignos que pueden darle una advertencia precoz. Conozca todas estas señales. Y si tiene alguna de ellas, póngase en contacto con su doctor de inmediato. Los síntomas pueden aparecer con el tiempo suficiente para ayudarle a salvar su vida para luego desaparecer, aun cuando siga estando en peligro.

Un vuelo fortuito   En un viaje a Boston, la azafata hizo un llamado a cualquier doctor que estuviese a bordo. Respondí y encontré a un caballero que experimentaba una sensación de estrechez en el pecho. Luego de evaluar al paciente, de inmediato le pedí al piloto que pidiese una ambulancia para que nos esperase al aterrizar. Luego administré al paciente uno de los pocos medicamentos que había a bordo, nitroglicerina, debajo de la lengua para ver si el dolor de pecho cedía. Luego de una segunda píldora, los síntomas se disiparon más o menos al aterrizar el avión. El paciente se sentía bien otra vez. No quiso ir en la ambulancia. Argumentó que tenía cosas para hacer y que vería a su médico el día siguiente.

Insistí que fuese directamente a la sala de emergencia, en ambulancia, lo más pronto posible. Pensaba que era muy factible que estuviese sufriendo un infarto que aún estaba en proceso. Le advertí de la posibilidad de una muerte repentina. Por último aceptó, aunque con reticencia, y abandonó el aeropuerto en la ambulancia. Dos días más tarde, el hijo del paciente me llamó por teléfono para decir: «Usted salvó la vida de mi padre». Me explicó que en efecto, su padre sufría un infarto, pero que llegó a la sala de emergencia a tiempo de que implementaran una terapia anticoagulante que minimizara el daño a su corazón.

Tal hecho indica que las señales y síntomas de infarto pueden o no ser evidentes, sobre todo para el paciente. Pero generalmente, tendrá algún tipo de indicación (aunque es posible que sea pequeña) de que algo anda mal. En ese momento, póngase en contacto con un médico de inmediato. Es posible que salve su vida.

LA RELACIÓN CON EL TABACO

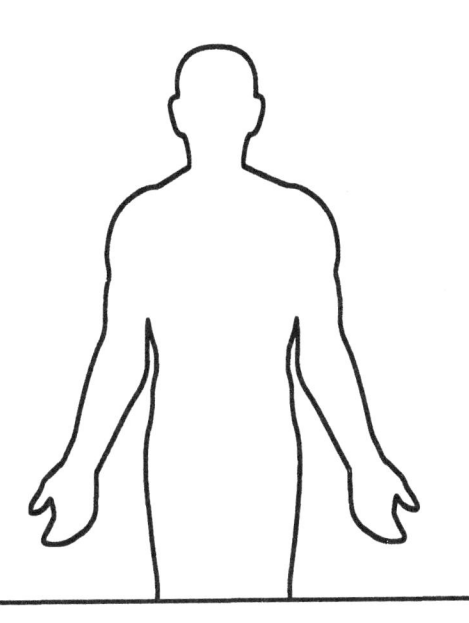

17

NO FUME

El asesino crónico   La mayoría de las personas saben que fumar contribuye al cáncer, el segundo asesino en orden de importancia para los estadounidenses. Pero la mayoría de las personas no se da cuenta de que también contribuye a la enfermedad cardíaca, el asesino principal. Desde hace años, en Estados Unidos han aparecido advertencias del Ministro de Salud en cada paquete de cigarrillos. Sin embargo, nuestro gobierno no prohíbe su venta, aun cuando los impuestos provenientes de la venta de tabaco no compensan los setenta billones gastados anualmente en el costo del cuidado de la salud que surge de enfermedades relacionadas con el hábito de fumar.

Es más, ya que fumar aporta tanto a la enfermedad cardíaca como al cáncer, ¡se estima que contribuye a una de cada cinco del número total de muertes en este país! Un estudio de 119,404 enfermeras mostró que fumar «estaba asociado con un incremento de dos a tres veces más del riesgo de padecer de enfermedad cardíaca coronaria fatal o de infarto no fatal. Teniendo en cuenta todo esto, el fumar cigarrillos es responsable de aproximadamente la mitad de estos sucesos».[1]

La Asociación Estadounidense de Cardiología nos dice que:

> Las personas que fuman un paquete de cigarrillos al día tienen un riesgo de sufrir un infarto dos veces más alto que las que nunca han fumado. Las personas que fuman dos o más paquetes al día tienen un riesgo de sufrir un ataque cardíaco tres veces mayor. Los fumadores que sufren un infarto tienen menor posibilidad de sobrevivir que los no fumadores. Y los que siguen fumando después de sufrir un ataque cardíaco incrementan la posibilidad de sufrir un segundo infarto.[2]

Mortífero cuando se usa según las instrucciones Los cigarrillos son el único producto de envergadura permitido en el mercado abierto de Estados Unidos que puede llevar a la muerte cuando se usa según las instrucciones. Un oficial de policía afligido de cáncer de pulmón subrayó este hecho en unos avisos contra el cáncer diciendo que los cigarrillos en su bolsillo eran mucho más peligrosos que las balas en su pistola. Y tenía razón porque mueren más personas cada año por causa de enfermedades relacionadas con el hábito de fumar que las que ocurren por todas las armas de fuego manuales de este país.

---

1 Walter Willet et al., «Relative and Absolute Excess Risks of Coronary Heart Disease Among Women Who Smoke Cigarettes» [Riesgos excesivos relativos y absolutos en la enfermedad cardíaca coronaria entre las mujeres que fuman cigarrillos], 317, *New England Journal of Medicine*, 1987, pp. 1303-9.
2 Centro Nacional de la Asociación Estadounidense de Cardiología, *Smoking and Heart Disease* [El hábito de fumar y la enfermedad cardíaca], American Heart Association, Dallas, Nº 51-035-B(CP), 1986, p. 5.

Cómo obra el asesino   Los fumadores tienen más aterosclerosis que los no fumadores. Quizás se deba a que fumar puede producir una aceleración del latido cardíaco y un incremento de la presión sanguínea, obligando al corazón a un mayor esfuerzo requiriendo más oxígeno, mientras que al mismo tiempo el monóxido de carbono inhalado al fumar disminuye la capacidad de transportar oxígeno. El fumar puede hacer descender los niveles de lipoproteína de alta densidad, la cual es colesterol bueno. Al parecer, fumar cigarrillos también incrementa la coagulación y, por lo tanto, hace que sea más factible que ocurra un infarto en un vaso estrecho.

18

NO OBLIGUE A SUS HIJOS A FUMAR

El fumador pasivo Quizás toda la información brindada en el capítulo 17, «No fume», carezca de importancia para usted. De ser así, considere esto: En 1986, el Ministro de Salud de Estados Unidos y la Academia Nacional de Ciencias arribaron a la conclusión de que fumar causa problemas de salud en los que respiran el aire contaminado de humo. El informe del Ministro de Salud aseveró por primera vez que el hecho de segregar a los fumadores en áreas separadas dentro de la misma habitación de ninguna manera ayuda a las víctimas pasivas del humo del cigarrillo.[1]

Es más, numerosos estudios que examinan los efectos del hábito de fumar de los padres sobre enfermedades respiratorias en sus hijos demuestran un aumento de la inci-

---

1 J.E. Fielding y K.J. Phenow, «Health Effects of Involuntary Smoking» [Los efectos sobre la salud por fumar involuntariamente], *New England Journal of Medicine*, 319, 1988, pp. 1452-58.

dencia tanto en problemas de vías respiratorias superiores como de las inferiores entre niños pequeños de padres fumadores en comparación con niños de padres no fumadores.[2] Estudios similares muestran correlaciones entres padres fumadores y aumento de ciertas enfermedades infecciosas y otras enfermedades. Es como si al fumar los padres, los hijos lo hiciesen también.

Considérelo Aun cuando no le importe lo que se haga usted mismo, piense en los demás que no tienen control sobre el humo que usted exhala: sus amigos, su familia y sus hijos. Una de las mejores cosas que puede hacer para protegerse, y a ellos también, de la enfermedad cardíaca es: *¡dejar de fumar y hacerlo ahora mismo!* Entonces no estará obligando a sus hijos a fumar.

---

[2] *Ibid.*, pp. 1456-57.

19

COMPRENDA SU ADICCIÓN

Sólo para adictos Si usted es adicto a la nicotina, sabe que no es fácil dejar de fumar. Algunos expertos dicen que resulta tan difícil, o incluso más, dejar el vicio del tabaco que el de la heroína o el alcohol. La dinámica es la misma. Tiene usted tanto una adicción física como un hábito formado, lo cual significa que la conducta de fumar tabaco está tan integrada a su comportamiento diario que dejar de hacerlo implica modificar por completo su patrón de conducta.

Supresión La nicotina desaparece de nuestro sistema casi totalmente un día después de dejar de fumar por completo. Al abstenerse, es posible que uno experimente dolores de cabeza y gran irritabilidad, entre otros efectos desagradables. Es que el cuerpo se libera de venenos y se reacomoda químicamente para existir sin ellos. Se pasará. La parte difícil es modificar el comportamiento centrado en el acto de fumar. Muchas personas que quisieran dejar de fumar no logran superar esa valla.

Rompa con el vicio   Existen varias maneras de dejar de fumar. Algunas personas lo hacen en frío. De repente, se dan cuenta del costo elevado de sus hábitos, en lo que respecta a finanzas y salud, ven las señales de advertencia y se detienen. Otros necesitan ayuda. Afortunadamente, hoy en día se puede hallar mucha ayuda. La mayoría de los grupos de autoayuda dan resultado si uno está decidido. O puede ver a su médico. Algunos doctores recetan chicle de nicotina para reemplazar a los cigarrillos. Poco a poco reduce la cantidad de nicotina introducida a su cuerpo y minimiza los síntomas de abstinencia. Otros han empezado a recetar el parche de nicotina, el cual se adhiere a la piel y básicamente hace lo mismo. Sea cual fuere el método que elija, le ayudará a superar la etapa inicial de abstinencia de nicotina.

Rompa su hábito   La parte difícil serán los primeros meses mientras literalmente reacomoda su vida. Hasta que comience a hacerlo, nunca comprenderá hasta qué punto gira en torno al tabaco la vida de un fumador.

El factor más importante para la victoria sobre su adicción es comprender exactamente lo que está atravesando de modo que cuando esos sentimientos molestos de inquietud le ataquen a ciertas horas del día, los reconocerá por lo que son. Cuando conscientemente logre identificarlos, tomará control de ellos.

20
REEMPLACE SU HÁBITO MALO CON UNO BUENO

¿Cuándo fumaba? La mayoría de los fumadores están habituados a fumar un cigarrillo (o consumir otro producto de nicotina) a ciertas horas del día: después de una comida o antes de dormir, por ejemplo. Para comenzar a comprender hasta qué punto el tabaco controlaba antes su conducta, es necesario que se siente y elabore una lista de cuándo solía fumar. Esos serán sus momentos difíciles. A continuación, deberá confeccionar una lista de alternativas que puede usar en esos momentos para reemplazar el comportamiento de fumar.

Está abandonando un comportamiento negativo. Reemplácelo con algo positivo. Una persona que padecía de las etapas iniciales de enfisema luchaba contra el deseo de fumar un cigarrillo haciendo ejercicios de respiración profunda en sustitución del hábito de fumar. «Solía decirme que debía realizar cincuenta respiraciones largas, lentas y profundas y que si después de eso todavía deseaba un cigarrillo, podía fumarlo».

La estrategia le dio resultado en dos sentidos: (1) le brindó un comportamiento para sustituir la actividad de sacar un cigarrillo del paquete, encenderlo e inhalarlo, y (2) la respiración profunda aportaba más oxígeno a su torrente sanguíneo, logrando así relajarla. También colocó en primera plana de su conciencia su comportamiento adictivo habituado y le permitió luchar en contra.

Cosas para hacer Podría escoger entre varias cosas positivas para suplantar el hábito de fumar. Unas pocas se enumeran a continuación:

- Haga ejercicio físico. Incluso estirarse un poco podría marcar una diferencia.
- Masque chicle.
- Coma una merienda. Asegúrese de que sea algo saludable, o permutará un problema por otro.
- Haga ejercicios de respiración profunda.
- Inicie un frasco de monedas de un centavo. Calcule el costo de cada cigarrillo que solía fumar, luego deje caer en el frasco el equivalente en monedas de un centavo cada vez que desee fumar un cigarrillo. Dé un destino verdaderamente especial a ese dinero. Y de paso, si se sienta a calcular la suma de dinero que gasta al año en la compra de cigarrillos, le garantizo que quedará asombrado. (La mayoría de las estimaciones superan los mil dólares en el caso de un hábito promedio.)

También podría elegir algunas de sus cosas preferidas para hacer como recompensa por la perseverancia en su compromiso de abandonar el hábito de fumar. Con el tiempo, sus hábitos nuevos y saludables se convertirán en algo natural. Luego se preguntará por qué esperó tanto para dejar de fumar.

21

ÚNASE A LA BATALLA

¿Cuál batalla? La Asociación Médica Estadounidense (AME) ha decidido darse a la tarea de lograr una sociedad libre de humo para el año 2000. Ahora que ha comprendido el efecto del hábito de fumar sobre usted y sus seres queridos y ahora que no fuma (si es que alguna vez lo hizo), puede ayudar a desanimar a otros de iniciarse en esto.

¿Una nube tóxica sobre la industria del tabaco? Los vientos de cambio soplan en una dirección saludable. Una reciente disposición de la Corte Suprema otorga a los fumadores enfermos el derecho de demandar a las compañías tabacaleras por daños y perjuicios; «permite a los que sufren de los efectos causados a su salud por el hábito de fumar entablar juicio a las compañías tabacaleras acusadas de dar una idea equivocada en cuanto a los peligros de sus productos» y esto representa «otro clavo en el ataúd de la industria del tabaco», dijo el Dr.

Lonnie Bristow, del consejo administrativo de la AME. Expresó que tal vez logre que el público estadounidense se «levante y ataque los comerciales del cigarrillo».[1]

En Australia:

> La señora Liesel Scholem, una sicóloga de 65 años de edad, ha ganado £35.000 luego de que en un caso judicial de dos semanas y media se determinase que su salud sufrió por inhalar humo en forma pasiva. La señora Scholem, apoyada por el movimiento de no fumadores de Australia, presentó una demanda contra su ex empleador, el *New South Wales Health Department* [Departamento de salud de la Nueva Gales del Sur], alegando que entre 1974 y 1986, cuando trabajaba como consejera para pacientes de salud mental en un centro de salud de la comunidad, la habían expuesto al humo de tabaco[...] Casi la mitad del personal y de los pacientes del centro fumaba y no había aire acondicionado.[2]

Las cosas comienzan a cambiar.

Protejamos a los niños   La AME también está tras Joe Camel, el símbolo subversivo que alienta a todas las personas amantes de dibujos animados «incluidos los niños» a fumar los de su marca. La convocatoria de julio de 1992 contra el hábito de fumar «la dirigió la Ministra de Salud de Estados Unidos, Dra. Antonia Novello, y su enfoque se centraba en el impacto que tienen los comerciales sobre los niños de la nación. De acuerdo con el Dr. Bristow, en los tres años posteriores a la aparición de los avisos de Joe Camel, la proporción de adolescentes fuma-

---

1 *Medical World News* [Noticias médicas mundiales], julio de 1992, p. 35.
2 «Test Case for Passive Smoking» [Caso de prueba de fumar en forma pasiva], *British Medical Journal*, 304, 1992, p. 1529.

dores cuya marca de preferencia es Camel se ha incrementado de un tres por ciento a un treinta por ciento».[3]

Las compañías tabacaleras también auspician eventos deportivos, dando la impresión de que en realidad apoyan la buena salud; envían representantes para hacer giras dando discursos donde sacan a relucir los derechos de la primera enmienda que (según dicen) les garantiza el derecho de seguir comercializando sus contaminantes para el mundo (y a quién le importa nuestro derecho a conocer la verdad sobre nuestra salud, nuestro derecho a pulmones limpios y al aire no contaminado).

Comience hoy. Escriba una carta al editor. Escriba a sus legisladores. Hable sobre el asunto con sus amigos. Usted puede ayudar a vencer esta batalla contra la enfermedad cardíaca.

---

3 *Ibid.*

LA RELACIÓN CON EL COLESTEROL

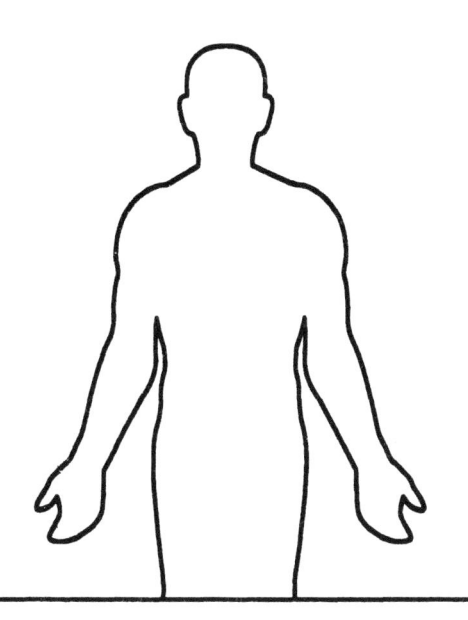

22

HÁGASE UN CONTROL DE COLESTEROL

Enfréntese a la realidad del asesino Es evidente que existe una relación directa entre dieta y enfermedad cardíaca, y especialmente entre el colesterol «malo» y la aterosclerosis. Es más, a finales de la década del ochenta el *National Cholesterol Education Program* (NCEP) [Programa nacional de educación sobre el colesterol] publicó una enfática recomendación de que todos los adultos se hiciesen examinar su colesterol en un esfuerzo de por lo menos llegar a conocer la verdad acerca del asesino número uno.

Lo básico Es tan fácil hacerse un control que no hay excusa que valga para desconocer el nivel de colesterol.
Existen dos formas de hacerlo:

- La manera simple de hacérselo es mediante un programa del Departamento de Salud o de detección del colesterol, que a menudo se lleva a cabo en un centro

de compras u otro sitio público. Utilizan el método de puntura digital: se extrae una gota de sangre y se coloca en una máquina que puede darle los resultados en tres minutos. Puede llamar a su Departamento de Salud para averiguar si cuenta con programas de bajo costo de este tipo.
- Sin embargo, las pruebas simples no son tan precisas como las realizadas en un laboratorio con sangre extraída de sus venas con una aguja. Su médico puede hacer los arreglos para esta prueba, la cual es mucho más precisa porque el laboratorio utiliza máquinas más sofisticadas para probar la sangre. Los resultados demoran un día o dos, pero cuando los recibe, obtiene un recuento de colesterol más preciso. El seguro médico puede o no cubrir el costo, de modo que es necesario que comprenda que las pruebas de este tipo pueden resultar una opción más cara.

Lineamentos   Si desea prevenir la enfermedad cardíaca, lo mejor que puede hacer es mantener su colesterol bajo. Por cada incremento del uno por ciento de su colesterol, su riesgo de sufrir un infarto se incrementa a un dos por ciento.

Los lineamentos nacionales indican que el nivel deseable de colesterol está por debajo de los 200 mg/dl. Un nivel ideal está en el orden de 150 a 160 mg/dl, basado en el Estudio Cardiológico Framingham.[1] Los niveles de colesterol que van de 200 a 240 son considerados de riesgo moderado, y los que están en 240 y por encima definitivamente son de alto riesgo. Se estima que más del cincuenta por ciento de los estadounidenses tienen el colesterol en el nivel indeseable (por encima de 200).

Si está usted en esa categoría, es necesario que se en-

---

1 Kannel, Castelli y Gordon, *op. cit.*, p. 85.

cargue de su salud. Así que examínese, ya sea que se haga la prueba simple o la más precisa. Si se hace la más simple y descubre que su colesterol está por encima de 200, vea a su médico para pedirle que le haga la prueba más precisa. El colesterol es el mejor indicador de la salud de su corazón. De modo que hágase la prueba. Podría salvar su vida.

23

CONOZCA SU COLESTEROL

Lo bueno, lo malo y lo mortífero Está bien establecido que la enfermedad cardíaca está relacionada directamente con el colesterol total en sangre. Pero existe otra manera de obtener una vista aun mejor de sus riesgos de adquirir la enfermedad cardíaca: es necesario conocer el tipo de colesterol en su cuerpo.

Hay dos tipos principales de colesterol y sólo uno es peligroso. Pero antes de presentarle estos dos tipos, echemos un vistazo general al colesterol y a lo que hace.

¿Qué significa su nombre? El científico francés nombró al colesterol a partir de las palabras griegas *cole*, que significa «bilis», y *sterol*, que significa «sólido». Es una parte vital de cada cuerpo humano o animal. Ayuda a formar membranas celulares; crea ácidos biliares, forma el núcleo de la vitamina D y las hormonas sexuales, y es esencial a la vida en otras formas.

Sin embargo, no es necesario que coma colesterol para abastecerse. Su cuerpo elabora bastante en su hígado. Pero muchos alimentos contienen colesterol y es allí donde se mete en problemas. Las dietas de hoy en día desbordan un exceso de colesterol. Cuando logra meterse demasiado colesterol al torrente sanguíneo, el equilibrio queda peligrosamente inclinado. Las grasas de su dieta, en especial las saturadas, contribuyen al problema.

El colesterol es de textura cerosa y la sangre no lo puede disolver. Comienza a acumularse dentro de las paredes arteriales, creciendo y taponando la arteria, preparando así el escenario para la enfermedad cardíaca. El colesterol se transporta en el torrente sanguíneo en racimos de moléculas conocidos como *lipoproteínas*. Existen dos tipos básicos: buenos y malos (mortíferos).

Si sabe que tiene colesterol alto, es una buena idea consultar a su médico para que le hagan una determinación fraccionada de su nivel de colesterol mediante una prueba de sangre especial. De esta manera sabrá cuánto colesterol bueno tiene en comparación con el malo.

Colesterol bueno   El colesterol «bueno» también se conoce como colesterol LDE, o sea, lipoproteína de densidad elevada. Reciben el nombre de lipoproteínas de densidad elevada debido a que contienen poca grasa y colesterol; por lo tanto, son de alta densidad y no flotan con facilidad. Las partículas de colesterol LDE tienden a transportar la placa fuera de sus arterias y llevarla hasta el hígado para su proceso.

Colesterol malo   El colesterol «malo» se conoce como colesterol LDB, o sea, lipoproteína de baja densidad. Una manera sencilla de recordar esto es saber que el aceite flota, lo cual significa que es de baja densidad.

LA RELACIÓN CON EL COLESTEROL

El LDB es malo para usted porque está cargado de aceites, grasas y colesterol (todos de baja densidad) y lo descarga en el interior de las paredes arteriales.

Lineamentos Si su nivel de colesterol total está por encima de 160, el LDE es en realidad un mejor pronosticador de la enfermedad cardíaca que su valor de colesterol total. En otras palabras, cuanto mayor sea el LDE, menor será el riesgo de sufrir de enfermedad cardíaca. Y por el contrario, cuanto menor sea el LDE, mayor será el riesgo de sufrir enfermedad cardíaca. En general, en los hombres un valor de LDE que esté por debajo de 45 se considera demasiado bajo. En las mujeres, por debajo de 55 se considera demasiado bajo. (Estos valores pueden variar un poco entre un laboratorio y otro.) El significado de su nivel de LDE depende de cuán elevado o cuán bajo esté su colesterol. Si su colesterol está por debajo de 150, un LDE bajo no significa mucho. Si su colesterol está por encima de 200 y su LDE está por debajo de 35, su riesgo es elevado.

Como existe una interacción entre la LDE y el colesterol total en la evaluación de su riesgo, la mayoría de los laboratorios informará de la proporción entre su colesterol total y su LDE, de modo que sepa no sólo cuánto colesterol tiene, sino cuánto es bueno y cuánto es potencialmente mortífero. Cuanto menor sea la proporción de LDE en comparación con el colesterol total, menor será el riesgo de sufrir de enfermedad cardíaca. Cuanto más elevado sea el número, mayor será su riesgo. Una proporción promedio de colesterol sobre LDE para mujeres está en el orden de 4,44 y una proporción promedio para hombres es de aproximadamente 4,97. Recuerde que los hombres y las mujeres que tengan proporciones promedio están en el grupo de riesgo, de modo que es importante que esa cifra esté por debajo del valor promedio.

24

APRENDA A CONTROLAR SU COLESTEROL

¿Qué puede hacer? Debido a la fuerte y directa relación entre un valor elevado de colesterol y la enfermedad cardíaca, es fundamental que mantenga su colesterol dentro de los límites normales. El primer paso es conocer su nivel de colesterol. Pero ahora que se ha hecho su prueba y sabe que está demasiado elevado, ¿qué puede hacer al respecto?

En primer lugar, por supuesto, debe reducirse la ingestión de colesterol en su dieta. En la siguiente sección, aprenderá una regla que le ayudará a descubrir el colesterol y aprender cómo evitarlo.

Lo segundo que debe hacer es desechar la mayoría de las grasas de su dieta. En «La relación con la nutrición», aprenderá en detalle todo lo que necesite saber acerca de la grasa para mantenerse saludable. Aprenderá cómo limitar su ingestión de comidas fritas, de grasa animal, aceites, helado y otras comidas altas en colesterol y grasa.

LA RELACIÓN CON EL COLESTEROL

Lo tercero que puede hacer es reducir las grasas saturadas. Las grasas saturadas tienden a hacer subir más el colesterol que los otros tipos de grasa.

El cuarto elemento que mejorará su proporción de colesterol es hacer ejercicio en forma regular. Sobre todo elevará su valor de LDE (su colesterol bueno) en lugar de reducir su colesterol total. Encontrará varias sugerencias con respecto al ejercicio en «La relación con el ejercicio».

Por último, será necesario que observe cuidadosamente las otras partes de su estilo de vida. Fumar contribuye al colesterol elevado. Los estudios sugieren que beber demasiado café puede elevar sus niveles de colesterol.

Preste atención a las verdades acerca de la nutrición Por sobre todo, siga las directivas de nutrición contenidas en este libro. Si «el pueblo se muere por falta de conocimiento», no se quede desinformado en cuanto a las sustancias que introduce en su cuerpo. No se engañe: lo que coma o deje de comer puede costarle la vida.

25
APRENDA A ENCONTRAR EL COLESTEROL EN SU DIETA

¿Dónde está? Con seguridad sabe a esta altura que el colesterol en la dieta es malo para usted. Pero, ¿cómo se transforma este conocimiento en consejo práctico y aplicable?

Usted puede usar una regla simple para identificar las fuentes de colesterol de la dieta: *cualquier cosa que tenga una cara contiene colesterol.*

Colesterol conspicuo Es cierto, animales, pescado, pollo, aves, langostinos, cangrejos, langostas... todos tienen caras y todos contienen colesterol. Eso incluye productos lácteos y huevos, los cuales provienen de ganado y aves: ambos tienen caras. Cosas como granos, hortalizas, frutas y frijoles no tienen caras y, por lo tanto, tampoco colesterol. Es por eso que los vegetarianos tienden a sufrir menos de enfermedad cardíaca que las personas que comen carne animal.

LA RELACIÓN CON LA NUTRICIÓN

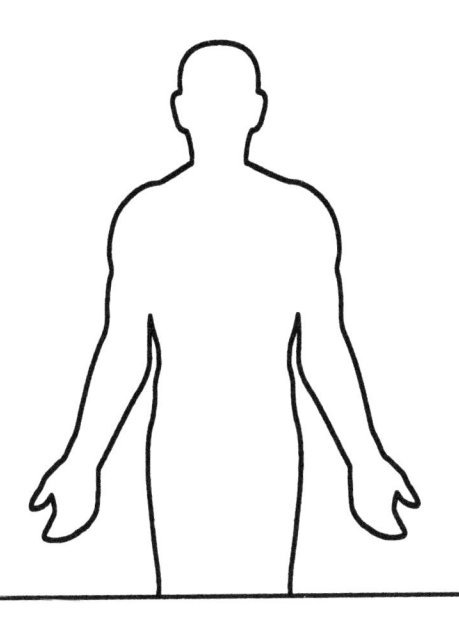

26

CONOZCA SU NUTRICIÓN

Comidas saludables significan cuerpos saludables Usted es lo que come. Eso está trillado, pero es cierto. Si comemos comidas saludables, tendremos cuerpos saludables. Si comemos alimentos no saludables, nuestra salud será mala. Tan real es este hecho que de acuerdo con las estadísticas actuales, alrededor del setenta por ciento de nosotros se está muriendo debido a enfermedades relacionadas con la dieta. En resumen, la mayoría pasa por alto su nutrición.

Los temas relacionados con la nutrición le ayudarán a corregir eso, mientras que también le brindarán información directa que ayudará a usted y a los suyos a prevenir la enfermedad cardíaca. Y en el proceso aprenderá aspectos fascinantes con respecto a usted y su cuerpo.

Alimento para el pensamiento ¿Sabía usted que

- comer cinco o más porciones de vegetales y/o frutas

LA RELACIÓN CON LA NUTRICIÓN

al día puede lograr mucho en lo que respecta a mantenerlo en estado saludable?
- muchas de las enfermedades degenerativas que nos matan están relacionadas con la cantidad de grasa en nuestra dieta?
- las carnes rojas contienen mayor cantidad de grasa que la que se observa a simple vista?
- reemplazar con aves las carnes rojas puede ser un gran error?
- los esquimales tal vez sepan algo acerca de la enfermedad que usted desconozca?
- los productos lácteos son, en general, malos para su corazón?

Está a punto de aprender todo esto y más. De modo que lea y aprenda lo que necesite saber para mantener un infarto alejado de *su* puerta.

27

APRENDA CINCO REGLAS PARA SU CORAZÓN

Cinco reglas para el buen estado físico En octubre de 1991, la organización *National Institutes of Health* [Institutos Nacionales de Salud (INS)] lanzó una campaña para ayudar a los estadounidenses a aprender a comer correctamente. Su consejo es breve y agradable:

1. Coma cinco porciones de frutas y vegetales al día.
2. Al menos una porción de estas debe ser rica en vitamina A.
3. Al menos una porción de estas debe ser rica en vitamina C.
4. Al menos una porción de estas debe ser de alto contenido fibroso.
5. Coma vegetales de la familia de las coles (crucíferas) varias veces a la semana.

LA RELACIÓN CON LA NUTRICIÓN

Su definición de *una porción* es «½ taza de fruta, ¾ taza de jugo, ½ taza de vegetal cocido, 1 taza de vegetal de hoja o ¼ taza de fruta desecada».[1] No suena demasiado complicado, ¿verdad?

¡Coma los cinco, siga con vida! ¿Por qué es importante esto? En primer lugar, los vegetales y las frutas no contienen colesterol. También son altos en fibra y bajos en contenido graso. Estas cualidades ayudan a reducir el colesterol. Y las frutas y los vegetales están cargados de otros nutrientes que lo mantienen saludable en general.

De modo que coma sus cinco porciones o más de frutas y vegetales al día, como también su otra comida. Con seguridad le ayudarán a prevenir la enfermedad cardíaca.

---

[1] Publicación NIH Nº 92-3248, disponible a través del *Cancer Information Service, Cancer Research Center of Hawaii*, 1236 Lauhala Street, Honolulu, Hawaii 96813.

28

REDUZCA LA GRASA

Grasa elevada e infartos Hemos aprendido que la ingestión de grasa contribuye a la enfermedad cardíaca. Estudios epidemiológicos realizados, que comparan las tasas de enfermedad cardíaca entre un país y otro, muestran una relación directa: a mayor ingestión de grasa, mayor tasa de enfermedad cardíaca. Estudios clínicos realizados apoyan esta relación. También existe amplia evidencia que establece que el excesivo e incorrecto uso de las grasas en la dieta contribuye al envejecimiento prematuro, a muchos tipos de cáncer, a la diabetes y a muchos otros problemas humanos, incluyendo la más fatal enfermedad cardíaca.

La Asociación Estadounidense de Cardiología recomienda La Asociación Estadounidense de Cardiología ha sido líder en el clamor contra la grasa en la dieta. En la actualidad, recomienda que el consumo de grasa en la dieta esté por debajo del treinta por ciento de su total de calorías. La mayoría de los estadounidenses ahora consume una cantidad de grasa que representa entre el treinta y siete y el cuarenta por ciento de sus calorías.

La evidencia indica que niveles de consumo de grasa aun menores producirían tasas más bajas de enfermedad cardíaca. Recientemente, se comparó la dieta de los chinos con la de los estadounidenses descendientes de chinos que viven en Estados Unidos. Los investigadores descubrieron que el nivel de consumo de grasa en la dieta de los chinos que viven en China era aproximadamente la mitad de la de sus congéneres estadounidenses y que su tasa de enfermedad cardíaca era muy baja. Los estadounidenses descendientes de chinos, por otro lado, tenían tasas de enfermedad cardíaca similares a la de los habitantes de Estados Unidos.[1] Sin duda, estos estudios demuestran que las diferencias no son genéticas y que es muy probable que se deba a diferencias en la dieta.

Otros estudios muestran claras correlaciones entre los niveles de consumo de grasa en la dieta y la cantidad de colesterol en sangre.

¿Cuánta grasa? En 1989, mis colegas y yo llevamos a cabo un estudio que determinó que una dieta de hasta siete o doce por ciento de grasa reduciría el nivel de colesterol y los niveles de grasa en sangre (triglicéridos), la cual es otro factor de riesgo para la enfermedad cardíaca. La dieta de siete a doce por ciento de grasa es también alta en hidratos de carbono complejos y fibra, lo cual redujo la presión sanguínea en personas con alto nivel. Lanzamos la hipótesis de que una dieta tal no sólo reduciría los factores de riesgo, sino que podría también revertir la aterosclerosis.[2]

---

[1] A.S. Whittemore et al., «Diet, Physical Activity, and Colorectal Cancer Among Chinese in North America and China» [Dieta, actividad física y cáncer colorrectal entre los chinos en América del Norte y China], JNCI, 82, 1990, pp. 915-26.

[2] T.T. Shintani et al., «Obesity and Cardiovascular Risk Intervention Through Ad-libitum Feeding of Traditional Hawaiian Diet» [Obesidad e intervención en el riesgo

En 1990, el Dr. Dean Ornish publicó su destacado estudio que demostraba que una dieta similar, en la cual alrededor del diez por ciento de sus calorías provenían de grasa, no sólo prevendría la enfermedad cardíaca, sino que la revertiría. Pacientes que padecían de aterosclerosis demostrada radiográficamente revirtieron su estrechamiento arterial por comer una dieta de diez por ciento de grasa. Las arterias que estaban estrechadas debido al colesterol comenzaron a destaparse y el dolor de pecho y otros síntomas de enfermedad cardíaca desaparecieron poco a poco.[3]

---

cardiovascular mediante la alimentación ad-libitum de la tradicional dieta hawaiiana], *Am. Journal Clin. Nutr.* 53, 1991, p. 1647S.
3   Dr. Dean Ornish, S. Brown y L.W. Scherwitz, «Can Lifestyle Changes Reverse Coronary Heart Disease?» [¿Puede la modificación del estilo de vida revertir la enfermedad cardíaca coronaria?], *Lancet*, 336, 1990, pp. 129-33.

29

CONOZCA SUS GRASAS

La grasa más mortífera Aunque en general debemos reducir la grasa en nuestras dietas, la más mortífera, y por lo tanto a la que *más* debemos prestar atención, es la grasa saturada.

Tipos de grasa ¿Pero qué es la grasa saturada? Para entenderla, es necesario que aprendamos los tipos de grasa en la dieta y cómo diferenciarlas.

Grasa saturada Esta grasa se halla en sustancias grasas que son sólidas a temperatura ambiente. La grasa saturada se encuentra sobre todo en la manteca, la mantequilla y otras grasas animales, asimismo en aceites tropicales tales como el aceite de coco y de palma. Las grasas saturadas son peores que las poliinsaturadas y monoinsaturadas porque tienden a elevar el colesterol más que las otras.

Grasa poliinsaturada   Las sustancias grasas que contienen esta grasa tienden a estar líquidas a temperatura ambiente. Las fuentes comunes de esta grasa son la mayoría de los aceites vegetales, incluyendo el altamente popular aceite de maíz que representa la mayoría de nuestros aceites para cocción.

Grasa monoinsaturada   Las sustancias que contienen esta grasa también tienden a ser líquidas a temperatura ambiente. Este tipo de grasa es la menos dañina para su corazón... e incluso para su cuerpo en general. Puede hallarse en el aceite de oliva y de canola. De toda la gama de aceites, estos son los que menos tienden a elevar el colesterol.

Sin embargo, no siempre es posible decir: «Bueno, esta grasa es sólida a temperatura ambiente; por lo tanto, es saturada y debo cuidarme de comerla». O: «Es líquida, lo cual implica que es aceptable». Todo el asunto resulta un poco más complicado que eso.

La confusión surge debido a la manera en que se producen nuestros alimentos. Los tecnólogos en las compañías de alimentos a menudo modifican las grasas poliinsaturadas y monoinsaturadas para que sean sólidas a temperatura ambiente. Logran esto mediante el proceso de hidrogenación. Y en este proceso, los aceites vegetales hidrogenados se convierten en grasas saturadas. Si usted come alimento procesado, a veces no se puede fiar de nada. Al procesar los alimentos, la composición química original a menudo se desdobla, retuerce y enrolla tanto, que el alimento original casi deja de existir. Esto se cumple no sólo en el caso de aceites y grasas, sino de todos los alimentos. Trate de que los alimentos que coma tengan el menor procesamiento posible. Frutas frescas, nueces, vegetales, granos integrales... estos siempre son sus alternativas más seguras, ya sea que cuide su corazón o su salud en general.

LA RELACIÓN CON LA NUTRICIÓN

Y su mejor estrategia es reducir *todas* las grasas y aceites en su dieta. Las directivas gubernamentales nacionales para la dieta sugieren que el diez por ciento de nuestras calorías provengan de grasas saturadas, el diez por ciento de poliinsaturadas y el diez por ciento de monoinsaturadas. Pero las directivas generales para la dieta son invariablemente conservadoras y su objetivo es dar recomendaciones para el público en general en lugar de ser un ideal para un individuo motivado. A decir verdad, la mejor política es mantener bajo todo su consumo de grasa y aceite.

El estudio del Dr. Ornish demostró que la fórmula del treinta por ciento que recomienda en la actualidad la Asociación Estadounidense de Cardiología en realidad provocó una *progresión* en la enfermedad cardíaca. Nuestro trabajo en Hawaii usó sólo siete por ciento de calorías de grasa y demostró una reducción del catorce por ciento en el colesterol. Estos hallazgos sugieren que las personas pueden andar perfectamente bien con dietas de muy bajo contenido graso y la mayoría de ellas están mucho más saludables que antes.

En particular, cuídese de la grasa saturada. Reduzca el consumo de alimentos de origen animal, aceites tropicales y aceites vegetales hidrogenados, y de este modo hará mucho por protegerse de esta epidemia de enfermedad cardíaca.

30

APRENDA LA FÓRMULA REVELADORA DE GRASA

La verdad de los rótulos de los alimentos
Es esencial que aprenda a identificar las grasas en su dieta si ha de reducir su riesgo de adquirir enfermedad cardíaca y otras enfermedades degenerativas. Pero ¿cómo ha de hacer eso si la información sobre grasa en los rótulos de los alimentos contiene algunos de los engaños más sutiles de la comercialización moderna? Las grasas en los alimentos a menudo están escondidas o hábilmente disfrazadas en los rótulos de los alimentos... a propósito. Es posible que este sea uno de los motivos de la epidemia de enfermedad cardíaca.

¿Sabía usted? ¿Está consciente de que

- la mayonesa baja en grasa y calorías contiene un noventa por ciento de grasa?
- el noventa y uno por ciento de las hamburguesas sin grasa se componen de un cincuenta por ciento de grasa por caloría?

- los perros calientes se componen de un ochenta y tres por ciento de grasa? (Debieran de llamarse perros gordos.)

Estos ejemplos ponen en evidencia que no siempre se puede creer lo que se lee en las etiquetas de alimentos. Podría pensar que la leche desnatada al 2% es buena porque sólo contiene el 2% de grasa. Pero esta leche tiene el dos por ciento de grasa en relación con el peso, no con las calorías. Sin embargo, la mayor parte de nuestras recomendaciones con respecto a la grasa se expresan como porcentaje de calorías. Si examina la leche al 2% en relación con las calorías, ¡en realidad tiene un 35% de grasa! Es más, la leche entera sólo tiene un 3,3% de grasa en relación con el peso, pero tiene un 55% de grasa en lo que respecta a las calorías. Y así sucesivamente.

Según datos de estudios recientes, ahora se sabe que la dieta antienfermedad cardíaca ideal tiene aproximadamente entre un 10 y un 15% de grasa en relación con las calorías. Pero resultará imposible que alcance este ideal sin saber cuánta grasa hay en la comida que compra, prepara y come.

Conviértase en un detective «Grasa» Si va a ganarle a la mala nutrición, de la cual ha sido adicto, y proteger su corazón, será necesario que aprenda cómo ser un detective «Grasa». Deberá estar atento para descubrir fraudes de grasa durante cada viaje al supermercado, fiesta, salida centrada en alimentos.

¿Cómo logrará convertirse en un detective «Grasa»? Es aquí que entra en juego la Fórmula Reveladora de Grasa (FRG). Esta fórmula se parece a la lupa de Sherlock Holmes. Le ofrece una manera de pasar por alto el contenido nutritivo aparente de cualquier producto dado y ver el «corazón» de las cosas.

Defiéndase con la FRG   Aquí está la fórmula. Tome los gramos de grasa (por lo general están en la etiqueta del alimento) y multiplíquelos por 9 (el número de calorías de grasa por gramo), luego divida el resultado por la cantidad total de calorías en el alimento. El resultado que obtenga le dará la proporción de grasa en cifra decimal. Para convertirla en porcentaje, simplemente multiplíquela por 100.

Un buen ejemplo puede encontrarse en los perros calientes, que se supone contienen menos del treinta por ciento de grasa. En realidad, cuando el perro caliente es treinta por ciento de grasa por peso, ¡resulta ser ochenta y tres por ciento de grasa por calorías! Y lo que importa es el porcentaje de grasa por calorías, también es el valor al que hacen referencia los médicos cuando le dicen que reduzca su consumo de grasa a treinta y cinco por ciento o veinte por ciento o incluso diez por ciento. Los perros calientes de pollo (que a menudo dicen contener menos del 20% de grasa) no son mucho mejores. Al aplicar la FRG, se dará cuenta de que los perros calientes de pollo se componen de aproximadamente 73% de grasa.

Esfuércese por frenar las etiquetas engañosas de alimentos   Ya que ahora es evidente que demasiada grasa en la dieta produce severas consecuencias para la salud pública, hace rato que debieran haber sido detenidas estas prácticas fraudulentas. Aún está por verse cuán bien se implementarán las leyes. La tarea es formidable y el gobierno federal está de lleno en el trabajo que ya realiza al respecto. Por el momento, debe encargarse usted mismo de la detección de la grasa contenida en su comida. Afortunadamente, la FRG le permite calcular el engaño y arribar a la verdad.[1]

---

[1] Dr. Terry T. Shintani, «The Eat More, Weigh Less Diet» [La dieta coma más, pese menos], usado con permiso.

31

REDUZCA EL CONSUMO DE CARNES ROJAS

Deje de comer carne chamuscada Un amigo mío sorprendió a un grupo que nos reunimos para un asado preguntando: «¿Comen la carne chamuscada de animales muertos?» Intentaba destacar el punto de que las carnes rojas son malas para su salud.

La declaración creó una imagen repugnante que me quedó grabada. Espero que se le quede grabada a usted porque es un punto que vale destacar.

Lo que va, vuelve ¡Qué extraña justicia es esta que así como los seres humanos matan a millones de animales, los animales a la larga acaban matando a millones de nosotros! Cuando comemos tantos alimentos de origen animal, somos nuestros peores enemigos.

La enfermedad cardíaca, como hemos dicho tan a menudo, es el asesino número uno de todos los estadounidenses. Y la enfermedad cardíaca está directamente relacionada con la cantidad de colesterol y grasa saturada que comemos. Los alimentos de origen animal tienen un alto contenido de estos nutrientes mortíferos, por ejemplo:

- Una porción de 3,5 oz. de carne vacuna contiene alrededor de 91 mg de colesterol, lo cual es muy alto.
- Si comemos vísceras, es decir, comidas tales como hígados e intestinos, los niveles de colesterol se elevan mucho más. Por ejemplo, una porción de 4 oz. de hígado contiene 410 mg de colesterol.

¿Un grado más elevado equivale a mejor?

El Departamento de Agricultura de Estados Unidos clasifica la carne según su contenido graso. Cuanto mayor es el contenido graso, más alto es su grado. Esta clasificación da la falsa impresión de que una carne de alto grado es de alta calidad. Nada podría ser más errado: cuanto mayor es el grado, peor es para su corazón y para su salud en general debido al mayor contenido graso.

Las carnes, en general, tienen un elevado contenido graso. Considere estas cantidades por calorías:

- Una porción de carne vacuna tiene un 71% de grasa.
- Una hamburguesa tiene un 63% de grasa.
- Una hamburguesa magra tiene un 59% de grasa.
- Y las hamburguesas que son 91% sin grasa tienen, al medirse en porcentaje de calorías, alrededor de un 50% de grasa. Además, la grasa es sobre todo saturada, el tipo que es más factible para obstruir sus arterias.

En breve, si desea prevenir la enfermedad cardíaca, siga un consejo amistoso: reduzca su consumo de carne chamuscada de animales muertos.

32

REDUZCA EL CONSUMO DE AVES

¿Pollo o carne vacuna? Muchas personas hablan acerca de lo bueno que es para usted el pollo. Tal vez ya haya decidido pasarse de la carne vacuna al pollo. Lamento informarle que esa no es una idea tan buena.

- Una porción de pollo de 3,5 oz. tiene alrededor de 85 mg de colesterol.
- Una porción de carne vacuna de 3,5 oz. tiene más o menos 91 mg de colesterol.

No hay tanta diferencia, ¿verdad?

Entonces, ¿por qué hay tantas personas, incluido médicos, que recomiendan que comamos menos carnes rojas y más pollo? Sólo puedo suponer que las recomendaciones son en base al contenido de grasa del pollo, que al compararse con el de la carne vacuna o porcina, parece más saludable. Y es verdad que cuando *sí* come pollo, puede quitarle la piel y reducir el contenido de grasa total y saturada de la comida, obteniendo de este modo cierta ventaja.

Más allá de la grasa   El problema es que sólo unas pocas personas parecen mirar más allá del contenido graso en general al impacto causado en la salud por el contenido de colesterol de las aves. Me gusta preguntarle a mis estudiantes: «¿Cuánto reduce el porcentaje de colesterol del pollo cuando le quita la piel?» Siempre los sorprendo con la respuesta: «Nada. Porque el colesterol está en cada célula de todos los animales, incluyendo el pescado y las aves, el porcentaje se mantiene igual... con o sin piel. Por lo tanto, la parte magra del pollo sigue conteniendo aproximadamente el mismo porcentaje de colesterol que la parte grasa».

- Una pechuga de pollo de 3 oz. frita tiene 47% de grasa con 89 mg de colesterol.
- Una pechuga de pollo de 3 oz. asada sin piel tiene 21% grasa con 84 mg de colesterol.

Ningún beneficio   Como si esto fuera poco, muchos complicamos aun más el problema comiendo pollo frito en otras grasas. Aun cuando sea lo bastante disciplinado como para quitar la piel antes de comer pollo frito, se engaña si piensa que eso en realidad ayuda. Durante el proceso, la grasa se derrite metiéndose en la parte carnosa del pollo y usted acaba consumiendo una gran cantidad de grasa aun cuando le quitó la piel.

Así que optar por pollo en lugar de carne vacuna y porcina sólo equivale a cambiar un problema por otro. Lo cierto es que, cambiar de carnes rojas a aves no provee reducción sustancial alguna del colesterol y, aunque es posible, no necesariamente ocurre una reducción en los niveles de grasa de la dieta.

33
INFÓRMESE SOBRE PESCADOS Y ACEITES DE PESCADO

Aprendamos de los esquimales En 1972, un importante estudio determinó que los esquimales de Groenlandia que consumían una dieta relativamente alta en grasa y colesterol sufrían mucho menos de enfermedad cardíaca que los esquimales que vivían en Dinamarca y consumían una dieta similarmente alta en grasa y colesterol, pero con un contenido semejante a la dieta normal europea.[1] Este descubrimiento estimuló a realizar muchas investigaciones porque parecía contradecir la idea generalizada de que alto contenido graso significaba enfermedad cardíaca.

En la década de 1980, gran parte de la investigación enfocaba a los aceites de pescado porque al parecer había algo que comían los esquimales indígenas de Groenlandia que los protegía de la enfermedad cardíaca. Se sospechaba que la sustancia, sea lo que fuere, se hallaba en los pesca-

---

[1] H.O. Bang y Jorn Dyerberg, «Plasma, Lipids, and Lipoproteins in Greenlandic West Coast Eskimos» [Plasma, lípidos y lipoproteínas en los esquimales de la costa oeste de Groenlandia], *Acta Med. Scan.*, 192, 1972, pp. 85-94.

dos, mamíferos marinos y animales cazados que constituían su dieta primaria.

Los Omega 3   La investigación subsiguiente demostró que el pescado de los esquimales árticos contenía cierto tipo de aceite que no estaba presente, o que aparecía en muy pequeñas cantidades, en otras formas de alimento animal. Estos aceites se conocen como ácidos grasos Omega 3.

Los ácidos grasos Omega 3 causaban tres efectos destacables que ayudaban a prevenir la enfermedad cardíaca.

1. Licuaban la sangre, es decir, dificultaban la formación de coágulos   Tal como describimos en el capítulo 3, es necesario que ocurran dos hechos para dar lugar a un infarto. Primeramente, debe haber un estrechamiento de las arterias, casi siempre causado por depósitos de colesterol (placa) en ellas. En segundo lugar, debe formarse un pequeño coágulo en los bordes ásperos de la placa aterosclerótica de modo que se tapone la luz estrecha del vaso sanguíneo. Al licuar la sangre, los Omega 3 evitaban que la sangre se coagulara y bloqueara la arteria. Se prevenía el infarto. El problema era que existía la posibilidad de que la sangre se licuara demasiado y los esquimales morían de apoplejías hemorrágicas (es decir, apoplejías sangrantes) en una proporción mucho mayor que sus pares europeos.

2. El consumo incrementado de ácidos grasos Omega 3 producía una significativa disminución de las grasas y triglicéridos en la sangre   Los triglicéridos representan un factor de riesgo agregado para le enfermedad cardíaca.

3. Hubo una leve disminución en los niveles de colesterol

¿Coma su pescado?   De modo que sabemos que los ácidos grasos Omega 3 pueden producir un efecto preventivo en lo que respecta a la enfermedad cardíaca. Algunos proponentes lo usan como justificación para la promoción del uso de aceites de pescado. Sin embargo, debemos ser cautelosos al recomendar píldoras debido a que la investigación se llevó a cabo con comidas enteras.

Una forma mejor para prevenir la enfermedad cardíaca es evitar el colesterol por completo. No importa cuán eficaces sean los Omega 3, el pescado tiene cara. Lo cual significa que contiene una cantidad apreciable de colesterol y que al mismo tiempo que ingiere esos Omega 3 también ingiere colesterol.

Aun así, los expertos contemporáneos siguen diciéndonos que comer pescado es una cosa buena «sobre todo el pescado graso de agua fría» porque son ricos en ácidos grasos Omega 3. Y muchos doctores dicen a sus pacientes que dejen de consumir tantas carnes rojas y aves y que las sustituyan con pescado. Un estudio publicado en la edición del 9 de mayo de 1985 de *New England Journal of Medicine* arribaba a la siguiente conclusión: «El consumo de una reducida cantidad de pescado en el orden de uno o dos platos de pescado a la semana puede ser de valor preventivo en relación con la enfermedad cardíaca coronaria».[2] Los investigadores arribaron a esta conclusión luego de que estableciesen que el consumo de pescado al parecer reduce la enfermedad cardíaca. Este descubrimiento sugiere que si tiene la intención de ingerir aceites de pescado, será mejor que los obtenga de pescado y no de una cápsula en el estante de su almacén de productos alimenticios dietéticos.

Comer pescado o no

Otros estudios sugieren que resulta aun mejor evitar completamente los alimentos que

---

[2] D. Kromhout et al., «The Inverse Relationship Between Fish Consumption and 20 Year Mortality from Coronary Heart Disease» [La relación inversa entre el consumo de pescado y la mortalidad de 20 años producida por la enfermedad cardíaca coronaria], 312, *New England Journal of Medicine* [Revista de Medicina de Nueva Inglaterra], 1985, pp. 1205-9.

INFÓRMESE SOBRE PESCADOS Y ACEITES DE PESCADOS

contienen colesterol. Un estudio de vegetarianos en la zona de Boston indicaba que su promedio de colesterol era 125, lo cual sugiere que su riesgo de padecer de enfermedad cardíaca era casi cero. El nivel promedio de colesterol de los vegetarianos era mucho mejor que el de las personas que comían pescado y también otros alimentos que contienen colesterol.

34
REDUZCA EL CONSUMO DE PRODUCTOS LÁCTEOS

El calcio y las vacas El calcio es importante para el cuerpo humano y durante años se nos ha dicho que su mejor fuente son los productos lácteos. Sin duda, los productos lácteos contienen calcio. Pero la mayoría de los alimentos lácteos también contienen colesterol y grasa saturada.

El informe sobre nutrición y salud del Ministro de Salud de Estados Unidos recomienda que mantengamos nuestro nivel de colesterol seroso por debajo de 200 mg/dl y nuestro consumo de colesterol por debajo de 300 mg al día. Resulta difícil cumplir con esta pauta si se come muchos productos lácteos. Por ejemplo, considere que:

- la leche entera tiene 32 mg de colesterol por taza.
- leche al 2% tiene 18 mg de colesterol por taza.

- el queso *cheddar*[1] tiene alrededor de 105 mg de colesterol por porción de 3,5 oz.
- el queso estadounidense tiene 94,5 mg de colesterol por porción de 3,5 oz.

Grasas Además, el contenido graso en los productos lácteos casi siempre es elevado. En la leche entera, es el 55%. Como vimos, la leche al 2% resulta especialmente engañosa porque en realidad tiene un 35% de grasa por calorías. La leche al 1% no es mucho mejor. En realidad tiene 25% de grasa por calorías (recuerde, a eso se refieren los expertos cuando hablan acerca del porcentaje del contenido graso y dietas óptimas).

En cuanto al contenido graso del queso, el manchego tiene en realidad un 74% por ciento de grasa por calorías, y la mayoría de los demás tipos de queso son similarmente elevados en grasa, aunque algunos son más bajos.

¿Leche desnatada? Desde la perspectiva de la enfermedad cardíaca, quizás la única forma aceptable de alimento lácteo son los productos de leche desnatada. La leche desnatada se llama así porque se la ha quitado la grasa; por lo tanto, casi no tiene colesterol ni grasa. Sin embargo, sí existen problemas potenciales asociados a la leche desnatada.

Otros problemas asociados con la leche Los productos lácteos son una fuente importante de alergias y se asocian con enfermedades tales como asma y diabetes juvenil.[2] Además, el 70% del mundo tiene intolerancia a

---

[1] Nota del Editor: queso parecido en textura y sabor al manchego.
[2] K. Dahl Jorgensen, C. Joner y K. Hanssen, «Relationship Between Cows' Milk Consumption and Incidence of Insulin Dependent Diabetes Mellitus in Childhood» [Relación entre el consumo de leche de vaca y la incidencia de la diabetes mellitus insulinodependiente en la infancia], *Diabetes Care*, 14, 1991, pp. 1001-3.

LA RELACIÓN CON LA NUTRICIÓN

la lactosa, es decir, que son sensibles a esta, un azúcar que se encuentra en todos los productos lácteos.

Sustitutos Existen mejores fuentes de calcio como el brécol, vegetales de hoja como la col china, las hojas de nabo y las algas marinas. Son bajas en grasa y no contienen colesterol. Y si realmente le preocupa ingerir una cantidad adecuada de calcio, puede recurrir a los suplementos de calcio.

35

REDUZCA EL CONSUMO DE HUEVOS

Los huevos y yo Los huevos son una fuente de proteína de alta calidad. Por desgracia, su contenido de colesterol también es uno de los más elevados de todos los alimentos.

Un huevo contiene 213 mg de colesterol, ubicado en su totalidad en la yema. En comparación, una porción de 3 oz. de rosbif contiene aproximadamente 73 mg de colesterol. En otras palabras, ¡un huevo contiene casi tanto colesterol como tres porciones moderadas de rosbif!

El huevo también tiene 62% de grasa por calorías. Y como sucede con el colesterol, toda la grasa está en la yema.

Nada de yemas Si no puede dejar de comer huevo, quítele la yema. Lo que queda es la clara, conocida también como albúmina. Es proteína casi pura. Pero, por buena que sea la proteína del huevo, ahora vemos que la mayoría de los estadounidenses consume demasiada proteína, sobre todo animal. Este exceso puede provocar una pérdida de calcio en la orina, lo cual puede facilitar la osteoporosis.

36

ENCUENTRE UNA FUENTE SALUDABLE DE PROTEÍNA

La creación del mito de la proteína Sin duda, la proteína se ha pregonado en exceso en las últimas décadas. La necesidad de proteína desde hace tiempo ha sido el principal justificativo para el elevado consumo de carnes, aves e incluso productos lácteos en nuestra sociedad. Por desgracia, décadas atrás, cuando se inició el énfasis en la proteína, los investigadores no tenían ni la más remota idea de que promocionaban alimentos que, más tarde se probaría, contribuían a la enfermedad cardíaca, al cáncer y a la mayoría de las otras enfermedades asesinas que son plaga en Estados Unidos hoy.

Además, recientemente supimos que no nos hace falta tanta proteína como una vez se pensaba. También descubrimos que en lugar de no consumir suficiente proteína, los estadounidenses comen demasiada.

Matemos al mito de la proteína antes de que nos mate a nosotros La mayoría de las personas que veo en mi consultorio comen una cantidad de proteína que excede de 200 a 400% la cantidad que necesitan. Y ni siquiera entre mis pacientes vegetarianos he visto aún un caso de deficiencia de proteína. La antigua creencia acerca de las proteínas vegetales que dice que son «incompletas», no es cierta. Prácticamente todos los granos, frijoles y vegetales, cuando se preparan y comen en su forma integral, contienen proteína adecuada. Algunos aminoácidos pueden estar algo más reducidos en algunos de estos alimentos que en otros. Pero si calcula el contenido de aminoácidos en estos alimentos integrales, descubrirá que si consume la cantidad necesaria para alcanzar su requerimiento calórico diario, su consumo de aminoácidos será adecuado.[1]

De modo que aun las personas cuya dieta se basa en alimentos vegetarianos integrales reciben cantidades suficientes de proteína si no ingieren calorías vacías en forma de grasas y azúcares. Además, reciben sobrada proteína sin ingerir todas las grasas y las toxinas que acompañan a la carne vacuna, las aves, el pescado y los productos lácteos. Recuerde que las grasas están sumamente implicadas en la enfermedad cardíaca.

Así que obtenga su proteína de frijoles, granos y vegetales. Reduzca el consumo de carne. Las dietas de alto contenido de proteína animal se correlacionan con una vida acortada en las poblaciones industrializadas. El mito de la proteína está muerto. Coma suficientes granos integrales, vegetales y frijoles, y no cabe duda de que ingerirá la proteína que le haga falta.

---

1 J.T. Dwyer, «Health Aspects of Vegetarian Diets» [Aspectos de la salud de las dietas vegetarianas], *Am. Journal Clin. Nutr.*, 48, 1988, pp. 712-38.

37
INFÓRMESE SOBRE LA NIACINA

Vitamina B3   La niacina también se conoce como vitamina B3. Otro nombre que recibe es ácido nicotínico (lo cual se diferencia de nicotinamida). Supera ampliamente a las otras vitaminas como combatiente del colesterol. Y aunque la dieta sigue siendo la alternativa principal, el *National Cholesterol Education Program* [Programa nacional de educación sobre colesterol] ha mencionado a la niacina como alternativa primaria en el control del colesterol. Obra directamente sobre el hígado y ayuda a elevar sus niveles de colesterol bueno.

La niacina puede conseguirse en la mayoría de los negocios de alimentos para la salud. Pero no salga corriendo a buscar un frasco. Algunas personas no pueden tomarla. Sus reacciones son demasiado severas. Incluso a las personas que pueden tomarla, les conviene una palabra de cautela. Aunque la niacina es una vitamina soluble en agua y por lo general bastante segura al tomarse como suplemento mientras se respeten las directivas de la *Recommended Daily Allowance* (RDA) [Cantidad diaria recomendada], la dosis requerida para comenzar a reducir su colesterol es significativamente superior a la RDA. Con estas dosis farmacológicas, los efectos secundarios pueden oscilar entre moderados y severos.

Consulte a su médico   *Nunca* tome dosis grandes de niacina sin supervisión de su doctor. La dosis terapéutica de esta vitamina va de 1 a 3 g (1000 a 3000 mg) y algunos médicos recetan aun más. Los posibles efectos secundarios que acompañan a estas dosis incluyen rubor acentuado, falta de aire, gastritis, dolores de cabeza, úlceras y otros posibles problemas. Su doctor debe saber de cualquiera de ellos y regular su dosis en forma adecuada.

La niacina en dosis grandes puede dañar su hígado. Su hígado elabora colesterol y la niacina obra interfiriendo con este proceso de elaboración. Su hígado es vital para su salud en general, así que es aun más importante que reciba supervisión médica si toma las grandes dosis de niacina que hacen falta para el control del colesterol. Su doctor debe hacerle pruebas de función hepática y llevar un control de lo que sucede. Aun así, la niacina es un eficaz combatiente del colesterol y es posible que produzca menos efectos secundarios que otros medicamentos usados para luchar contra el colesterol. Esta es una buena opción. Sin embargo, no olvide que lo mejor para combatir el colesterol sigue siendo cambiar su dieta y estilo de vida. Si desea probar la niacina, consulte primero a su médico.

38
COMA BASTANTE FIBRA

El factor de la fibra   Muchos países tienen muchísimos casos menos de enfermedad cardíaca que Estados Unidos y la gente de esos países también consume más fibra, de acuerdo con la autoridad Dr. Dennis Burkitt.[1] Comen más alimentos integrales no procesados como granos, frijoles y vegetales y frutas frescas: el tipo preciso de dieta que necesitamos. La ciencia médica moderna parece conducirnos cada vez más hacia los estilos antiguos y naturales de comida.

Las dietas altas en fibra ayudan a prevenir la enfermedad cardíaca. En la década de 1980, los estudios arribaron a la conclusión de que el salvado de avena ingerido una vez al día es eficaz en la reducción del colesterol. La sus-

---

[1] H. Trowell y D. Burkitt, eds., *Western Diseases: Their Emergence and Prevention* [Enfermedades occidentales: Su emergencia y prevención], Harvard University Press, Cambridge, 1981.

tancia presente en el salvado de avena que se presume hace descender el colesterol es la fibra soluble. Otras investigaciones pronto mostraron que aunque el salvado de avena es una excelente fuente de fibra soluble, otras fuentes, tales como granos integrales, también reducirían el colesterol.

Los dos tipos La fibra es la parte no digerible de los granos, los vegetales y las frutas. Existen dos tipos, soluble e insoluble.

Fibra soluble Esto incluye las pectinas y las gomas, que se hallan en ciertas legumbres, frutas, vegetales y granos integrales. Estas sustancias parecen atar al colesterol en el intestino y llevarlo fuera del cuerpo, reduciendo la cantidad absorbida ayudando de este modo a reducir el colesterol total.

Fibra insoluble Se denomina así porque no se disuelve en agua. Este tipo de fibra incrementa el volumen de las heces y ayuda a que pasen rápida y suavemente a través del tracto intestinal. Aunque no haya una clara correlación entre este tipo de fibra y la reducción del riesgo de enfermedad cardíaca, extensa evidencia indica que la fibra insoluble contribuye a su bienestar general y puede ayudar a prevenir el cáncer de colon y otras enfermedades intestinales.

La mayoría de los alimentos de origen vegetal contienen bastante de ambos tipos de fibra, siempre y cuando no se refinen.

Cáscara de psyllium La fibra es tan eficaz en la reducción del colesterol que la cáscara de psyllium se usa comúnmente en la práctica médica para ayudar a los pacientes a reducir su colesterol. Lo maravilloso de usar esta sustancia está en que es natural, el torrente sanguíneo nunca la absorbe y produce pocos (si es que lo hace) efectos secundarios. Sin embargo, aquí damos una advertencia. Si tiene problemas gastrointestinales, consulte a su médico antes de agregar cáscara de psyllium a su dieta.

Alimentos ricos en fibra   Un gran número de alimentos buenos para la salud contienen elevadas cantidades de ambos tipos de fibra. Hemos escuchado a través de anuncios comerciales que el salvado de avena es lo mejor. Pero casi todos los granos, vegetales y frutas integrales son excelentes fuentes de fibra. Podemos obtener grandes cantidades de fibra de legumbres crucíferas (brécol, coliflor, col, coles de bruselas, nabo, espinaca y rutabaga), otros vegetales (zanahoria, apio, espárrago, etc.), frutas (zarzamora, manzana, melocotón, pasas, etc.) así como frijoles, semillas y todo tipo de granos integrales.

Los alimentos ricos en fibra incluyen algunas de las comidas más sabrosas que existen. Así que si desea reducir su riesgo de enfermedad cardíaca y al mismo tiempo mejorar su estado general de salud, estos son los alimentos que necesita.

39

COMA GRANOS INTEGRALES

El grano del trigo   En el tiempo de las antiguas China y Egipto (casi seguro), alguien decidió que el arroz y los panes podían mejorarse separando el grano del salvado. Así nacieron el primer plato de arroz blanco y la primera rebanada de pan blanco. Ambos se convirtieron en símbolos de status en diversas partes del mundo, mientras que los más rústicos panes y arroz integrales los comían los «menos afortunados».

En nuestro próspero país, el pan y el arroz blancos desde hace mucho han dejado de ser símbolos de status. Hoy en día los consideramos alimentos básicos. Esto es lamentable porque ahora sabemos que estos alimentos son menos saludables que los integrales.

Blanco vs. integral   En la década de 1980, después que los estudios sobre fibras se ganaron el corazón de los científicos médicos, hubo estudios que demostraron que los granos integrales poseían similares habilidades de control del colesterol. Contienen una significativa cantidad de fibra tanto soluble como insoluble. Pero cuando muele o refina los granos, les quita la mayor parte de su capacidad de combatir el colesterol.

Alimentos integrales   Es hora de destacar que Dios creó nuestros alimentos de modo que le fueran bien a nuestros cuerpos. Todos los componentes nutritivos de cualquier alimento integral se crearon de manera que unos a otros se complementaran a la perfección y que interactuaran con completa simetría para alimentar nuestros cuerpos. Si le quita cualquier componente, arruina el equilibrio que forma la base para la salud perfecta. Por ejemplo: nuestros cuerpos precisan del complejo vitamínico B para digerir los almidones. Debiéramos quedar maravillados ante el hecho de que hay amplia cantidad de complejo B en el salvado del grano. Si muele el salvado quitándolo del grano, junto con él extrae el complejo B. En realidad, un consumo excesivo de arroz blanco sólo puede producir beriberi.

Otros beneficios   Y hablando de la salud perfecta, una ventaja adicional de comer granos integrales es que aportan una buena fuente de calorías bajas en grasa y colesterol. Unas porciones saludables de granos integrales reemplazan a los alimentos que además pudieran ser de elevado contenido graso y dañinos. Por ejemplo:

- el arroz integral sólo tiene 7% de grasa.
- la harina de trigo integral sólo tiene 5% de grasa.
- el pan de trigo integral sólo tiene 12% de grasa.
- el maíz sólo tiene el 9% de grasa.
- la avena sólo tiene el 15% de grasa.

Y ninguno de estos contiene colesterol.

Finalmente, debiera empezar a comer granos integrales por el simple hecho de que son sabrosos.

40

SEA UN COMPRADOR INTELIGENTE

Su meta El lugar para empezar a prevenir la enfermedad cardíaca es el supermercado. No se engañe diciendo que el rico helado permanecerá en su congelador mientras usted sólo consume media taza al mes o que sólo es para los niños. (Además, ¿por qué le haría eso a sus niños?) Aprender a comprar con sabiduría es el primer paso hacia el logro de un estilo de vida saludable.

Como repaso a lo aprendido, mientras hace las compras, deberá:

- evitar o limitar los alimentos que contengan colesterol, los cuales incluyen alimentos animales, avícolas y de pescado y sus derivados, tales como los huevos y el queso.
- recuerde que los alimentos de origen animal también contienen gran cantidad de grasa saturada, lo cual es malo para su corazón.

LA RELACIÓN CON LA NUTRICIÓN

- escoja muchos productos de grano integral.
- elija suficientes frutas y vegetales como para comer cinco porciones diarias.

Adquiera algunos implementos Si su presupuesto se lo permite, adquiera implementos de cocina que lo ayuden a preparar comidas saludables. Una olla para cocción de vegetales al vapor le será de ayuda en la preparación de sus vegetales y otros platos sabrosos. Puede adquirir una de acero inoxidable por un precio que no llega a los $20.00 en cualquier sitio de Estados Unidos. O puede adquirir uno de los modelos más nuevos de olla al vapor/olla para arroz. Simplifica el proceso de cocción de vegetales al punto de que bien puede ser lo que determine si come o no sus vegetales.

Una procesadora de alimentos es excelente para elaborar sus propios alimentos de bebé y tiene mil usos más. El costo es de $50.00 en adelante.

Un rallador le será útil para rebanar vegetales y hacer otros preparativos de alimentos. Si aún no posee uno, cómprelo de acero inoxidable por menos de $10.00.

Una licuadora es ideal para preparar batidos, licuados, sopas y cientos de comidas más. Una de buena calidad le costará entre $50.00 y $250.00.

Una olla de presión le simplificará la cocción de granos integrales. Le costará aproximadamente de $75.00 a $100.00.

Compra de alimentos Aprovisiónese de un amplio surtido de granos integrales. Sería bueno que comprase además un libro de recetas que le enseñe cómo preparar deliciosos platos de grano integral. Prepárelos, en lugar de la carne, como plato principal de su nueva y más saludable dieta.

Son de especial importancia los vegetales frescos. Debe comer tanto como apetezca. De ser posible, compre vegetales y frutas en su estado natural. Si no puede hacerlo, no se preocupe mucho. El colesterol en todos los alimentos de animales y las grasas en muchas comidas es mucho más peligroso que los pesticidas que quizás encuentre en algunos vegetales. De todos modos, un lavado ligero en agua y jabón será suficiente para remover la mayor parte de los pesticidas.

Seleccione una variedad de alimentos. Sea aventurero; pruebe los que nunca antes haya probado. Y no se desanime. No importa dónde viva, se sorprenderá ante la diversidad de vegetales disponibles una vez que pase más allá de las patatas, los tomates, el maíz y los frijoles tradicionales con los que se crió. De paso, manténgase alejado de los vegetales enlatados lo más que pueda. Lo mejor es fresco, le sigue lo congelado. Sólo use lo enlatado como último recurso a no ser que sea lo suficientemente ambicioso como para preparar sus conservas de modo que pueda controlar la calidad y los ingredientes.

El consejo anterior con respecto a los vegetales también es cierto en el caso de las frutas. Procure la diversidad y una variedad de recetas. Descubrirá que come alimentos más sabrosos que nunca.

Trate de eliminar los alimentos que contienen colesterol al menos por una semana. Si puede hacerlo, sus papilas gustativas se purificarán y sus frutas, vegetales y granos le resultarán aun más sabrosos. Hasta es posible que decida eliminar definitivamente los alimentos que contienen colesterol.

Cuídese de los cereales azucarados. Cuando le sea posible, elabore sus cereales a partir de granos integrales como cuscús, avena y harina de maíz. Además de eso, lea las etiquetas con atención.

Lea las etiquetas incluso de los alimentos denominados ligeros y naturales. Últimamente se ha debatido mucho acerca de determinar qué significan estas etiquetas. Varias agencias gubernamentales intentan estandarizar la rotulación de los alimentos de modo que no confundan. Pero hasta el momento: «¡que el comprador esté atento!»

41
NO CREA LAS FÁBULAS EN LAS ETIQUETAS DE LOS ALIMENTOS

Recomendaciones de la AHA La *American Heart Association* [Asociación Estadounidense de Cardiología] sugiere que cuando hagamos compras:

- leamos las etiquetas con cuidado,
- verifiquemos el tamaño de las porciones,
- contemos las calorías, evaluemos el contenido nutritivo y
- comparemos el costo por porción y los nutrientes en cada una.

El resto de la historia Si vamos a prevenir la enfermedad cardíaca, es necesario que sepamos más acerca de la lectura de etiquetas porque muchas son engañosas. He aquí algunos ejemplos de lo que encontrará en las etiquetas que quizás sean engañosas:

- Sin colesterol: Lo único que significa esto es que el alimento proviene de una fuente vegetal. Es posible que sea de alto contenido graso y que resulte malo para su corazón, tenga o no colesterol. La margarina, por ejemplo, no contiene colesterol pero tiene ciento por ciento de grasa.
- Bajo en grasa: No existe una norma que establezca lo que significa bajo en grasa en las etiquetas. Un aderezo italiano puede contener tanto como 83% de grasa.
- El porcentaje de grasa: Muchas etiquetas informan el porcentaje de grasa por peso. Recuerde que la leche al 2% tiene en realidad 35% de grasa por calorías. Aplique su Fórmula Reveladora de grasa.
- Carne de primer grado: Recuerde que a mayor grado, mayor contenido de grasa. Si tiene necesidad de comprar carne vacuna, será mejor que compre la de menor grado porque esto no significa que la calidad sea inferior, sino que contiene menos grasa.
- Ligera: De nuevo, no existe una norma que establezca lo que esto significa. Significa cualquier cosa que el fabricante quiere que signifique.

El NLEA Afortunadamente, existe una nueva ley de ajuste de rotulación y publicidad, el *Nutritional Labeling and Education Act* [Acta de rotulación y educación alimentaria]. Este decreto obliga a todos los fabricantes a declarar, clara y concisamente, lo que en realidad hay en sus alimentos. Esta disposición incluye los productos frescos y cada vez se ejerce mayor presión sobre el Departamento de Agricultura de Estados Unidos, el cual regula las carnes y aves, para que adopte una política similar.

42

SEA UN COCINERO INTELIGENTE

Sea un chef saludable Siempre he creído que la buena salud empieza en la cocina. Mi antiguo profesor Dr. William Castilli, un destacado experto en colesterol y enfermedad cardíaca, una vez dijo que la mejor forma de prevenir la enfermedad cardíaca es aprender diez buenas recetas que le gusten y usarlas una y otra vez.

No vierta grasa por su garganta Lo primero que debe aprender con respecto a la preparación de la comida es que se debe dejar de verter grasa por las gargantas de su familia. Hablamos mucho acerca de colesterol y grasas, pero esta es una lección que es necesario aprender. La cocina es otra zona de peligro cuando se trata de la dieta promedio estadounidense cargada de grasa.

Ahogamos nuestras papilas gustativas en sal, grasa y azúcar. Vivimos a base de comidas fritas. Se consiguen en todas partes: patatas fritas, hamburguesas fritas, tocino y huevos fritos, filetes de pescado fritos, pollo frito, cebolla frita. Toda esta grasa se está volcando en forma colectiva dentro de nuestras gargantas y nos va obstruyendo los vasos sanguíneos... ¡preparándonos para la enfermedad cardíaca! Cuando cocinamos en casa, algunos alimentos de más fácil preparación son los fritos. Es hora de encontrar alternativas.

Cocinas limpias = cuerpos limpios ¿Alguna vez ha visto el fregadero de la cocina de alguno que come una dieta de elevado contenido graso en comparación con la de uno que no lo hace? La grasa es el principal motivo para necesitar jabón para limpiar nuestra vajilla. Un estricto vegetariano ni siquiera precisa jabón para limpiar la vajilla porque por lo general basta con enjuagar los platos con agua caliente al finalizar una comida libre de grasas. Pero la grasa, la manteca y los aceites no son solubles en agua; por lo tanto, se quedan adheridos a la vajilla a no ser que use jabón para emulsionarlos de modo que el agua los limpie y hacer que se escurran por el desagüe del fregadero. Luego las grasas obstruyen las «arterias» de su casa, del mismo modo que lo hace en sus propias arterias.

A continuación le damos algunas ideas para ayudarlo a empezar a cocinar de la manera más sabia que le sea posible:

Disminuya su consumo de aderezos para ensaladas
Si se sienta a disfrutar de una saludable ensalada pero la cubre de aderezo a base de grasa, se engaña. Casi todos los aderezos de ensalada contienen entre 80 y 90% de grasa.

Reduzca su consumo de queso y salsas de crema
Estas salsas tienen un elevado contenido de colesterol y grasa. El queso *Cheddar*, por ejemplo, tiene 74% de grasas y la mayor parte saturada.

LA RELACIÓN CON LA NUTRICIÓN

Deshágase de sus grasas, mantequilla, aceites y mayonesa   Le resultará más fácil eliminar las grasas de su dieta si ni siquiera están en su cocina. Puede encontrar alternativas que en poco tiempo le resultarán igual de sabrosas. Puede usar aderezos y salsas libres de grasa, mostaza, jugo de limón o lima fresco, o especias delicadas para dar sabor a sus comidas.

Mantenga a mano meriendas saludables   Pruebe comer frutas frescas, vegetales y rosetas de maíz tostadas con aire. Merendar es bueno si lo hace bien.

Estas son sólo unas pocas maneras de convertir su cocina en el centro para su salud. Muchos buenos libros de cocina le enseñarán más. O puede ser creativo y elaborar ideas propias novedosas.

43
CUANDO COMA FUERA DE CASA, HÁGALO CON SABIDURÍA

¿Atrasados? Desafortunadamente, la mayoría de los restaurantes están demasiado atrasados en lo que a nutrición respecta. Incluso una gran cantidad de restaurantes vegetarianos cocinan con aceites pesados y elevado contenido de grasa (queso) como si tuviesen que compensar la falta de carne mediante la sobrecarga de las papilas gustativas.

Cuando no puede comer estilo *gourmet*
Aun así, los tiempos cambian. No es imposible encontrar un restaurante gourmet o dos que se especialicen en comidas saludables de bajas grasas en casi todas las ciudades. Algunos de ellos, tales como *Charlie Trotter's* en Chicago y *Greens* en San Francisco, han convertido los platos de granos integrales y vegetales en obras de arte que compiten con las creaciones de los mejores chefs del mundo. Y la mayoría de las ciudades e incluso pueblos más pequeños ofrecen una variedad de alimentos propios, lo

cual amplía sus posibilidades de encontrar comida que sea a la vez saludable y sabrosa. Sin embargo, muchos de los restaurantes étnicos se han americanizados al punto de cargar sus comidas de grasa.

¿Qué debe procurar? Excepto que tenga acceso a un restaurante de primera categoría que ofrezca comidas saludables, deberá arreglárselas en uno común. El menú incluirá platos principales centrados en la carne o el pescado acompañados de pequeños, raramente frescos, platos de vegetales. De vez en cuando hasta es posible encontrar un plato principal vegetariano, pero por lo general está cargado de grasa. Una manera de superar esto es pasar completamente por alto el plato principal. Elabore usted una comida compuesta de los platos acompañantes. Las ensaladas debieran ser frescas. Elija una o dos y pase por alto el aderezo. Lleve su propio aderezo libre de aceite o grasa si así lo desea. Luego pida uno o quizás dos platos acompañantes de vegetales. Una patata asada suele ser una buena opción si tiene el control propio suficiente para olvidarse de la mantequilla o la crema ácida. Puede condimentarla con sal y pimienta, o de otro modo aderezarla con algo de bajo contenido graso, tal como salsa para bistec. A veces hasta es posible que tenga la suerte de encontrar en el menú vegetales preparados al vapor. Y después está el pan, en ocasiones de grano integral. Pase por alto la mantequilla o la margarina.

La comida japonesa, si es auténtica, ofrece sopas saludables de fideos, vegetales y otros platos libres de grasa y sabrosos. Otros restaurantes «mejicanos, de medio oriente, chinos, tailandeses» pueden hallarse cada vez en más lugares y por lo general ofrecen algunas alternativas saludables y originales a las ensaladas y platos acompañantes.

Las decisiones inteligentes son la solución

Siempre recuerde que la mayoría de los platos principales del menú tendrá un elevado contenido de grasa y colesterol. Sin embargo, eso no significa que deberá abstenerse. Sólo permanezca atento. Centre su dieta en las comidas de almidones y vegetales. Si tiene necesidad de consumir alimentos que contienen colesterol y está celebrando algún momento especial, esté consciente de lo que hace y asegúrese de que su comida tenga el menor contenido graso posible.

En fin, a veces se puede dar un gusto. Pero si sale a comer siempre y está acostumbrado a los alimentos rápidos o a otras comidas poco saludables, será necesario que tome algunas decisiones inteligentes si es que desea hacer todo lo posible para prevenir la enfermedad cardíaca. No hay otra forma de hacerlo.

LA RELACIÓN CON EL EJERCICIO

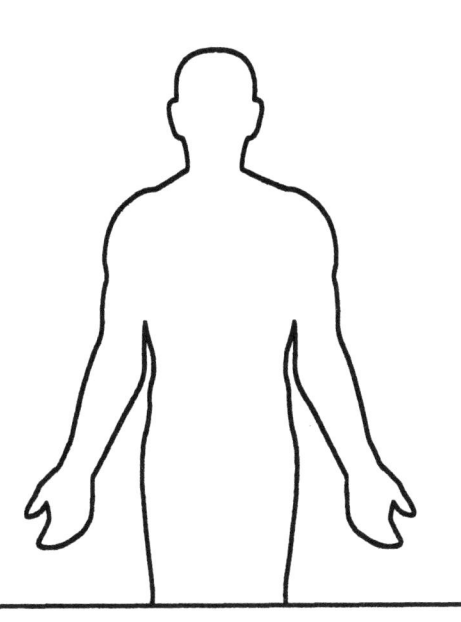

44

ENTIENDA EL EJERCICIO

Un corazón saludable De acuerdo con la Asociación Estadounidense de Cardiología, el ejercicio en forma regular ayuda a prevenir la enfermedad cardíaca de varias maneras:
- Mejora la circulación sanguínea en todo el cuerpo. Los pulmones, el corazón, y otros órganos y músculos obran conjuntamente de manera más eficaz.
- Mejora la habilidad del cuerpo en usar oxígeno y provee la energía necesaria para la actividad física.
- Ayuda a que las personas manejen el estrés, de modo que hagan más sin cansarse con tanta facilidad. Estimula el entusiasmo y el optimismo.
- Es bueno para el bienestar sicológico, porque libera tensión y promueve la relajación y el sueño.

- Junto con una dieta apropiada, puede ayudar a las personas a controlar su peso.[1]

Conozca el aerobismo En el *Aerobics Center* [Centro de aerobismo] en Dallas, Texas, el Dr. Kenneth Cooper, el padre del aerobismo, y su equipo de expertos estudia la relación entre el ejercicio aeróbico, la salud y la enfermedad. Y el Dr. Cooper dice que el ejercicio aeróbico *provee significativa protección contra la enfermedad cardíaca.*

El regular y dinámico ejercicio aeróbico incrementa la eficiencia del oxígeno que entra a su cuerpo. Eso significa que aumenta la eficiencia de su provisión de sangre y mejora el proceso de nutrición de sus diversas células. La sangre bombea nutrientes, oxígeno y otras cosas maravillosas a estos diminutos bloques de construcción de la vida. Y no importa cuántos nutrientes que aporten a la salud introduzca en su estómago, no sirven de nada si no se utilizan bien.

El ejercicio aeróbico le ayuda porque:

- tiende a incrementar el nivel en sangre de las lipoproteínas de alta densidad, logrando así ayudar a llevar su colesterol a un equilibrio positivo.
- incrementa su capacidad pulmonar, lo cual significa una prolongación de la vida.[2]

Pero tanto la Asociación Estadounidense de Cardiología como el Dr. Cooper se ocupan de decirle que nunca debiera iniciar un programa de ejercicios serio sin antes hacerse un chequeo y obtener el visto bueno de su médico. Eso es especialmente cierto si es mayor y hace mucho tiempo que no hace ejercicios o si ya ha padecido de una

---

1 American Heart Association, «*E» Is for Exercise* [«E» de ejercicio], p. 1. Escriba a la American Heart Association, 7320 Greenville Avenue, Dallas, Texas 75231.
2 K. Cooper, *Aerobics* [Aerobismo], Bantam, New York, 1986.

seria enfermedad degenerativa. El ejercicio repentino y extremo puede causarle estrés a un músculo cardíaco ya enfermo y podría incluso ser el catalizador que causase un infarto. La clave es la moderación, al menos cuando se está comenzando. Pero si tiene un estado de salud razonablemente bueno, los ejercicios que se presentan a continuación lo iniciarán en el camino hacia una salud cardiovascular total.

45

SALGA A CAMINAR

Aprenda a caminar El simple acto de caminar puede contribuir a protegerlo de la enfermedad cardíaca y ayudarle a salvar su vida. Créalo. A pesar de los inventos que nos gratifican y nos animan a ser sedentarios, caminar es una de las mejores cosas que puede hacer por su bien.

Puede, por supuesto, calzarse sus zapatos normales y salir a caminar por el barrio a cada rato. O puede convertir su caminata en un deporte completo, con la inclusión de zapatos especiales, equipo, horario específico y otras rutinas que le ayudarán a transformar sus caminatas en una actividad seria. Pero si decide hacerlo, tenga en cuenta estos puntos:

- Recuerde consultar a su doctor antes de iniciar un vigoroso programa de caminata. No es posible que repitamos esto con demasiada frecuencia. La gente se muere debido al ejercicio repentino y extremo des-

pués de ser sedentaria. Estas muertes en su mayoría se deben a infartos.
- Cómprese un cómodo par de zapatos profesionales para caminar. Luego de recorrer un par de kilómetros de su programa, se alegrará de haberlo hecho.
- Invierta en otra ropa que hará que sus caminatas sean agradables y cómodas, por ejemplo, un saco liviano que lo mantendrá abrigado si surge viento o un par de pantalones largos o cortos que no le queden ajustados.
- Planee caminar al menos entre treinta y sesenta minutos en días alternos. Pero progrese con lentitud, quizás quince minutos diarios aproximadamente durante una semana, luego vaya incrementando poco a poco.
- Varíe su ruta de caminata para lograr el máximo placer.
- No se olvide de hacer precalentamiento y reducción gradual de la actividad. En la mayoría de las librerías puede conseguir libros informativos sobre las caminatas. Alguno le enseñará cómo hacerlo.

46

VAYA A NADAR

Un ejercicio maravilloso Otro placer para su corazón es la natación. La Asociación Estadounidense de Cardiología nos dice que la natación acondiciona el corazón y los pulmones si se realiza con la intensidad apropiada en períodos de veinte a treinta minutos. Si hasta ahora no sabe hacerlo, se está perdiendo un ejercicio maravilloso. Tómese el tiempo y haga el esfuerzo necesario para aprender. Pero si ya sabe nadar y puede encontrar un sitio donde darse el gusto, podrá realizar una forma placentera de ejercicio aeróbico.

Una ventaja de la natación como ejercicio es que elimina el esfuerzo de coyunturas y huesos que puede ocurrir debido a caminatas prolongadas. Las personas que padecen de artritis u otros problemas de articulaciones pueden nadar todo lo que quieran. El programa ideal para lograr la mayor tonificación y el mejor acondicionamiento aeróbicos es de veinte a treinta minutos al menos varias veces a la semana.

Sáquele el máximo provecho a la natación

- Averigüe en lugares especializados[1] de la localidad. Centros donde se ofrecen programas de natación para todas las edades: ejercicios acuáticos para la tercera edad, clases avanzadas de natación para niños y adolescentes, y casi cualquier deporte acuático que se le pueda ocurrir.
- Si nada a solas, pero en un sitio seguro, compre un equipo resistente al agua para que pueda escuchar música. Resulta muy divertido practicar ballet acuático por cuenta propia.
- Combine su programa de natación con otra forma de ejercicio, por ejemplo, la caminata. Practique la refrescante natación luego de una larga y gratificante caminata.
- Tome lecciones. No importa lo bien que nade, sin duda podría mejorar. Nuevas brazadas y nuevas formas de usar su cuerpo le darán una sensación de logro que sólo mejorarán su nuevo yo en desarrollo al seguir adelante con su programa de ejercicio. Pero recuerde, al igual que con cualquier otro ejercicio, si tiene algún problema de salud o ha estado inactivo por mucho tiempo, consulte primero a su médico.

---

1 En Estados Unidos existe la YMCA o YWCA [Asociación Cristiana de Jóvenes].

47

PRUEBE LA DANZA

Practique todas las alternativas de la salud
La Asociación Estadounidense de Cardiología nos dice que podemos mejorar nuestra salud general, corazón inclusive, mediante la práctica de la danza aeróbica. Este tipo de danza puede incrementar la disponibilidad de oxígeno, posibilitando así que su corazón use el oxígeno de una forma más eficiente. La Asociación Estadounidense de Cardiología señala con cuidado, sin embargo, que la danza aeróbica o cualquier otra forma de ejercicio no puede ser de ayuda si usted insiste en obviar otros importantes factores de riesgo tales como dieta mala y el hábito de fumar. Cualquier forma de ejercicio, incluida la danza, sólo debiera representar una parte de un grupo de alternativas para la salud mucho mayor si es que en realidad quiere proteger su corazón.

Pero si hace todo lo demás para prevenir la enfermedad cardíaca, la danza aeróbica puede ser un placentero anexo al programa. Y es fácil empezar. Puede hacerlo adquiriendo uno de los videocasetes disponibles (los de Jane Fonda son excelentes, o quizás prefiera la «fiesta» para amantes de la música de antaño de Richard Simmons).

La danza social Puede unirse a una clase de danza aeróbica, hay muchas que están abiertas tanto a hombres como a mujeres, lo cual significa que puede llevar consigo a su cónyuge o quizás conocer allí a uno, ¡o puede iniciar su propia clase! Mientras realiza su ejercicio de danza puede disfrutar de los placeres sociales al danzar con otras personas que tienen el mismo amor que usted por la salud y el buen estado físico.

Sin embargo, si decide danzar, estas sugerencias podrían ayudarle a obtener el máximo placer de su nueva actividad:

- Invierta en alguna ropa especial y/o equipo. Hará que se sienta especial.
- Únase a una clase de danza no aeróbica. La mayoría de las comunidades ofrecen clases de ballet para todas las edades y todos los grados de excelencia. Es probable que también pueda encontrar clases de jazz y otras danzas modernas. Aun cuando no tenga la intención de apuntar al Bolshoi o a Broadway, la danza puede ser divertida y puede darle una profunda sensación de realización.
- Planifique su danza de modo que se ejercite al ritmo de su tipo de música preferido. Los casetes de aerobismo recorren la gama que va de los espirituales al rock pesado. La elección de su preferido maximizará su placer.
- Encárelo con seriedad. Aun cuando esté solo, ejercitándose al ritmo de un casete, entregue lo mejor de sí. Su tiempo de ejercicio será productivo y también se sentirá mejor con respecto a usted mismo.

LA RELACIÓN CON EL EJERCICIO

- No olvide hacer precalentamiento al comenzar y reducción gradual del ejercicio para finalizar cada sesión. La mayoría de los videocasetes incluyen estos elementos en el programa. Pero si lo hace por su cuenta, recuerde que estas dos partes del ejercicio son vitales para mantener a su cuerpo en estado óptimo.

Otra vez, si tiene algún problema real o potencial, consulte a su médico antes de iniciar su programa.

48
ADOPTE UN DEPORTE GRUPAL

Hágalo a su manera Algunos preferimos nuestra compañía y eso es bueno. Algunos se sentirán perfectamente satisfecho al recorrer en bicicleta temprano por la mañana un largo trayecto por el campo, al, correr a solas o al efectuar cualquiera de las muchas otras actividades que podemos realizar a solas.

Cómo empezar Las posibilidades son infinitas en lo que respecta a formas innovadoras de gratificarse haciendo deportes y ejercicios grupales, sin importar el estado en que uno se encuentra. (Sin embargo, si tiene algún problema de salud o si ha pasado mucho tiempo desde que estuvo físicamente activo, por favor hágase primero un examen físico y siga el consejo de su doctor antes de iniciar su programa.)

Los deportes y/o ejercicios en grupo se presentan en todos los niveles de destreza. Aun cuando no se haya entregado a la práctica del deporte grupal desde que estaba

LA RELACIÓN CON EL EJERCICIO

en edad escolar, con dedicarse un poco a la búsqueda encontrará una actividad grupal que sea lo que le conviene. Todas, excepto las que requieren mayor esfuerzo, pueden acomodarse a sus necesidades físicas.

- Béisbol
- Baloncesto
- Danza aeróbica
- Juego de bolos
- Tenis
- Golf
- Remo
- Natación
- Carrera en equipo
- Trote con un amigo
- Ciclismo en equipo
- Balonmano o frontón
- Asociarse a un gimnasio
- Artes marciales

Escoja uno o más   De modo que siéntese y piénselo seriamente. ¿Le encantaba el béisbol cuando era joven, pero ahora que anda por los setenta años piensa que no podría jugar? A que no lo adivina... Probablemente haya algún juego para la tercera edad en alguna parte cercana a su domicilio donde pudiera demostrar sus habilidades. O quizás ande por los veinte, pero acaba de mudarse a una comunidad y no conoce a nadie con quien ejercitarse. Tome el directorio telefónico, luego levante el teléfono. Encontrará centros comunitarios o centros en iglesias (sí, algunas iglesias tienen ahora sus gimnasios) u otros centros de actividad donde conocerá a otros y tendrá el gozo de lograr que su cuerpo llegue a estar en el mejor estado. De este modo todos sus nuevos amigos tendrán la expectativa de disfrutar una vida larga, con un corazón saludable.

LA RELACIÓN SOCIAL

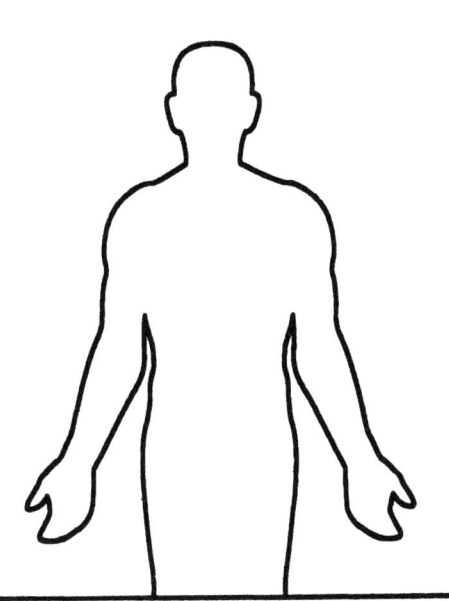

49

APRENDA A SER DE TIPO B

Las personas de tipo A y la enfermedad cardíaca La mayoría de los científicos médicos sospechan desde hace tiempo que la salud humana se compone de mucho más que una maquinaria bien aceitada y en buen funcionamiento. Muchos sugieren que los eslabones sicológicos y también espirituales influyen sobre la salud humana.

Allá por los años cincuenta, los doctores Meyer Friedman y Ray Rosenman creían que había un eslabón entre lo sicológico, lo espiritual y la enfermedad cardíaca. Definieron un tipo de comportamiento que creían estaba asociado con un riesgo más elevado de enfermedad cardíaca, lo denominaron comportamiento tipo A y empezaron a hacer investigaciones para apoyar su hipótesis.

Dijeron:

> El patrón de conducta tipo A es un complejo de acción que puede observarse en cualquier persona que

esté agresivamente involucrada en un forcejeo crónico incesante para lograr cada vez más en un tiempo cada vez menor[...] Las personas que poseen este tipo de patrón también tienen bastante tendencia a mostrar una hostilidad a ras de la superficie, pero extraordinariamente racionalizada.[1]

En otras palabras, la persona de tipo A es hostil, preocupada por sí mismo, impaciente y obsesiva en lo referente a intereses y metas.

Un poco de información interesante

Surgió mucha información interesante a partir de la hipótesis y subsiguiente investigación de Friedman y Rosenman. Pero luego de millones de palabras escritas y docenas de proyectos de investigación, algunas de las características del tipo A que se correlacionaban con la enfermedad cardíaca aparecían como válidas, mientras que otras no se sostenían ante el escrutinio científico.

Una investigación llevada a cabo por el Dr. Larry Scherwitz en la Universidad de California, San Francisco, el Dr. Redford Williams en Duke University, y otros, indica que las partes de la conducta tipo A que se correlacionan con la enfermedad cardíaca son la preocupación por uno mismo, la hostilidad y el cinismo.[2]

Ser o no ser B

A partir de la investigación del tipo A surgió otra hipótesis: con respecto a una personalidad de tipo B. Este tipo de persona tiene todas las características que la protegen de la enfermedad cardíaca. Las per-

---

[1] Citado en Berton H. Kaplan, «Social Health and the Forgiving Heart, the Type B Story» [Salud social y el corazón que perdona, la historia del Tipo B], *Journal of Behavioral Medicine*, 15, 1992, pp. 3-12.

[2] Dr. Dean Ornish, *Dr. Dean Ornish's Program for Reversing Heart Disease* [El programa del Dr. Ornish para revertir la enfermedad cardíaca], Ballantine, New York, 1990, p. 86.

sonas de tipo B no son ansiosas; no sufren por la urgencia del tiempo, carecen de hostilidad a flor de piel. Son seguras y autónomas, tienen o procuran una buena comunicación social, juegan por diversión en lugar de hacerlo para competir, tienen una fuerte habilidad de perdonar a otros por sus debilidades, son pacientes, tienen la capacidad de escuchar a otros, buscan y conservan relaciones significativas, y en otros aspectos tienen una buena conexión con la sociedad y la vida. Y, ah sí, estas personas tienen una fuerte autoestima.[3]

¿Quién *no quisiera* ser del tipo B? Estas son las personas que la mayoría admiramos e incluso amamos. Sus cualidades son todas las mejores de la humanidad.

Desafortunadamente, el tipo B es eso mismo, un tipo ideal. Aun así, la mayoría tenemos al menos algunas de las cualidades del tipo B y todos tenemos la capacidad de modificar nuestra conducta. Así que intente minimizar o eliminar sus atributos del tipo A, a la vez que pule y perfecciona los de tipo B... y aprende algunos más. Bien vale la pena hacer el esfuerzo para que pueda disfrutar de una vida más feliz, más plena y (si protege su corazón) más larga.

---

[3] Kaplan.

50
¿ES LA RISA SU MEJOR REMEDIO?

Un remedio muy bueno En 1964, el renombrado periodista Norman Cousins dramáticamente adquirió una rara y seria enfermedad que degenera el colágeno, o tejido conectivo, en todo el cuerpo. Para los doctores la enfermedad era irreversible. Cousins se dio el alta del hospital y se internó en un hotel. Miró películas cómicas, leyó libros de humor e hizo cualquier otra cosa que se le pudiera ocurrir que le provocase risa.

En un inicio tenía la intención de lograr una mentalidad positiva. Pero pronto descubrió que la risa era también un antídoto directo para el intenso dolor que había estado sufriendo: diez minutos de risa le servían de analgésico por dos horas.

Cousins se recuperó. Inmediatamente le contó a la gente lo que le había sucedido. La *New England Journal of Medicine* [Revista de medicina de Nueva Inglaterra] publicó un artículo escrito por él, y luego Cousins publicó el best seller *Anatomy of an Illness as Perceived by the Patient*.[1] El resto es historia, porque ahora la risa se ha convertido en parte integral de muchos grupos de terapia para pacientes con todo tipo de enfermedades degenerativas.

Neuroquímicos Los científicos han descubierto que existe una cierta química asociada con la felicidad y la risa. El eslabón físico está entre los químicos elaborados en el cerebro (neuroquímicos) y en el cuerpo, posiblemente del sistema inmunológico. Cuando los científicos finalmente destraben todos los misterios de estos químicos y las formas en que interactúan con el resto del cuerpo humano, habremos recorrido un largo camino hacia el descubrimiento de una cura para muchas enfermedades serias.

Mientras tanto, basta saber que existen y que puede recurrir a ellos y hacer que actúen para usted mediante una buena risa. Aunque la enfermedad cardíaca no sea del sistema inmunológico, la risa también reduce el estrés y muchos estudios ligan el estrés con las tendencias hacia la enfermedad cardíaca.

Sin embargo, aunque la risa puede, al parecer, disminuir su riesgo de contraer algunas enfermedades, esta sola no basta. Debemos recordar que Norman Cousins finalmente murió de un infarto. Por tanto, aunque la risa tal vez pudo haberle prolongado la vida, es posible que haya necesitado de una dieta mejor e incluso más ejercicio si deseaba prevenir un infarto.

Así que... ríase un poco. Pero no olvide modificar su dieta y realizar la cantidad adecuada de ejercicio para ayudarle a mantener un mejor estado de salud y a vivir más tiempo.

---

[1] N. Cousins, *Anatomy of an Illness as Perceived by the Patient* [Anatomía de una enfermedad según la percibe el paciente], Bantam, New York, 1981.

149

51

CONOZCA LA RELACIÓN CON EL TRABAJO

No haga trabajar a su corazón en exceso
En la edición del 11 de abril de 1990 de *Journal of the American Medical Association* [Revista de la Asociación Médica Estadounidense], el Dr. Peter L. Schnall y amigos publicaron un estudio sobre la relación entre la presión sanguínea y el estrés laboral. ¿Sus conclusiones?

> Las situaciones laborales donde las exigencias del nivel de trabajo exceden la capacidad individual de controlar o tratar con esas exigencias crean un desafío que activa el sistema nervioso simpático que lleva a una elevación de la presión sanguínea en el trabajo. Según la hipótesis, la exposición prolongada (durante años) al estrés laboral puede finalmente desembocar en una sostenida elevación de la presión sanguínea que luego causa cambios estructurales en el sistema cardiovascular.[1]

---
1 Dr. Peter L. Schnall et al., «The Relationship Between Job Strain'Workplace Diastolic

Este cambio estructural se presenta en forma de un corazón engrosado o agrandado, una condición que se relaciona positivamente con un incremento en el riesgo de enfermedad cardíaca. En otras palabras, estos investigadores quizás descubrieron un mecanismo mediante el cual el estrés laboral se correlaciona con el pesimismo de la enfermedad cardíaca coronaria.

Sepa reconocer cuándo está bajo estrés De acuerdo con esta investigación, las condiciones que se definen como estrés laboral son:

- elevadas exigencias sicológicas en lo que respecta a la producción laboral.
- niveles bajos de control percibido en lo que se refiere a acontecimientos relacionados con el trabajo.

Era necesaria la presencia de ambos componentes en forma simultánea para que ocurriese su definición de estrés laboral.

Usted puede imaginarse semejante situación (incluso es posible que esté en tal situación): cuarenta o más horas semanales bajo una enorme cantidad de presión para producir, mientras que al mismo tiempo no controla la habilidad de hacerlo. Sería como tratar de moverse hacia adelante y hacia atrás al mismo tiempo. Sin embargo, demasiados trabajamos en esas condiciones.

Cambie de trabajo o modifique sus estrategias para sobrellevar la situación Algunas personas tal vez puedan cambiar de trabajo para lograr situaciones

---

Blood Pressure, and Left Ventricular Mass Index» [La relación entre la presión sanguínea diastólica en el lugar de trabajo bajo «estrés laboral» y el índice de masa de ventrículo izquierdo], *Journal of the American Medical Association*, 263, 1990, p. 1935.

más saludables. Pero, ¿qué sucede si usted no es una de ellas? ¿Qué puede hacer si no le es posible cambiar de trabajo? Puede modificar su forma de sobrellevar el estrés laboral.

He aquí un par de maneras en que pudiera lograrlo:

- Identifique las cosas (productoras de estrés) que le causan mayor dificultad. Reflexione seriamente acerca de maneras de poder modificarlas en particular y sus reacciones ante ellas.
- Aprenda a tomar minivacaciones. Lleve consigo al trabajo un buen libro, busque un sitio apartado y aprenda a ir allí alrededor de cinco minutos cada vez. No piense en su trabajo y lea algo que se distancie lo más posible de su actividad laboral. Si siempre ha tenido el deseo de viajar a España, Japón o Timbuktu, busque libros acerca de esos lugares y lea pequeños segmentos en cada oportunidad. O si le interesa viajar en el tiempo, busque un par de libros interesantes de historia o libros sobre arqueología o dinosaurios. O sus minivacaciones pudiera no ser más que cinco minutos pasados frente a una ventana, observando el cielo azul, las aves y pensando en su último viaje de pesca. O puede hacer una breve pausa y salir a dar una rápida caminata. El ejercicio es una manera excelente de reducir el estrés.

Ahora que hemos logrado que comience, se asombrará ante las muchas maneras creativas en que puede tomarse minivacaciones para hacer pausas en su trabajo. Puede incrementar su nivel de control percibido y reducir así el estrés laboral. Y existen muchas maneras más. Tómese el tiempo necesario para descubrir las que le den resultado.

52
RECOMIÉNDELE ESTE LIBRO A UN AMIGO

Usted sólo es tan saludable como lo sea su vecino   En el *Waianae Coast Comprehensive Health Center* [Centro de salud total de la costa Waianae] en Hawaii, donde cumplo la función de Director de medicina preventiva, tenemos un dicho: «Usted sólo es tan saludable como lo sea su vecino». Lo que significa esto es que cuando nos interesamos por la salud de otros, en última instancia nos interesamos por nuestra salud, porque lo que hacemos afecta a otros y lo que hacen ellos nos afecta a nosotros.

Así que tenga compasión   Al leer este libro, ha aprendido lo que debe saber para protegerse usted y a sus seres queridos de la enfermedad cardíaca. Pero, ¿qué pasa con la otra gente? Recuerde que casi un millón de personas se muere en este país cada año por enfermedad cardiovascular y la mayoría de los casos son prevenibles. Algunas de estas personas son sus amigos, vecinos, correligionarios y otros que lo rodean.

A lo largo de las últimas décadas hemos dado pasos hacia la reducción de esta epidemia. Las tasas de enfermedad cardíaca y apoplejía se han reducido más del veinte por ciento, debido sobre todo a los esfuerzos de personas como usted que están modificando sus dietas y estilos de vida. Nuestros hábitos alimentarios también se han modificado, ya que como nación consumimos hoy en día menos grasa que hace cuarenta años y también comemos más granos integrales, frijoles, fruta fresca y vegetales.

Unas pocas décadas atrás, se burlaban de la gente que decía que la enfermedad cardiovascular podía deberse a la dieta y el estilo de vida. Hoy en día, la relación causal está perfectamente establecida. Esto demuestra que los esfuerzos de individuos sí pueden establecer una diferencia en toda la nación. Cuanta más gente adopte un estilo de vida y una dieta saludables, menores serán las tasas de enfermedad cardíaca. Además de eso, mientras más gente adopte dietas y estilos de vida saludables, más fácil le será seguir una dieta y un estilo de vida saludables. Por ejemplo, ya vemos en los supermercados cada vez más alimentos bajos en grasa, productos de mejor calidad, más panes integrales y otras importantes mejoras en los alimentos que están a nuestra disposición. Y se ha vuelto más fácil encontrar áreas para no fumadores en lugares públicos. Hay numerosas mejoras más.

Recomiéndele este libro a un amigo. Así como Dios nos da el pan de cada día, debiéramos dar a otros sabiduría. Todos estamos conectados y cuando ayudamos a otros, en realidad nos ayudamos nosotros mismos.

¿Tiene usted una dieta saludable?

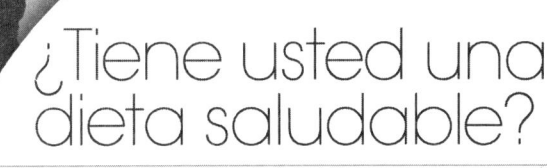

Quizás sienta que debe haber una mejor manera.

El comer bien, el ejercicio y una perspectiva positiva de la vida son ingredientes importantes para nuestro desarrollo adulto, ya que una buena nutrición y un bienestar emocional pueden prevenir problemas de salud, que pueden sobresalir en el futuro.

Nosotros en Caribe-Betania Editores, queremos hacerle sentir que usted nos importa y por eso hemos creado **"SALUD"**, una serie de libros que le ayudará a tomar las decisiones correctas con respecto a su salud.

Cuidarse a sí mismo debe ser una prioridad y nunca es tarde para empezar. Visite nuestro sitio web donde encontrará una lista de productos que cambiarán su vida a partir de hoy.

Sello de Salud
SERIE de CARIBE-BETANIA EDITORES

CARIBE-BETANIA EDITORES
Una división de Thomas Nelson Publishers
www.caribebetania.com